U0230178

# 儿童视光
## 你问我答 ?

第2辑

梅　颖　唐志萍·编著

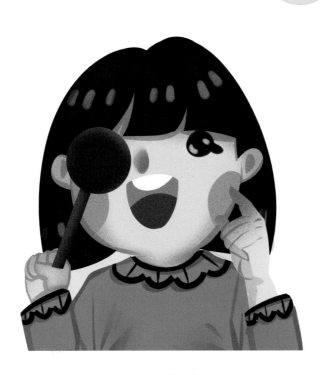

人民卫生出版社
·北京·

**图书在版编目（CIP）数据**

儿童视光：你问我答．第2辑／梅颖，唐志萍编著
．-- 北京：人民卫生出版社，2023.2
ISBN 978-7-117-34450-0

Ⅰ．①儿…　Ⅱ．①梅…②唐…　Ⅲ．①儿童–视力保护–问题解答　Ⅳ．① R77-44

中国国家版本馆 CIP 数据核字（2023）第 025491 号

| | | |
|---|---|---|
| 人卫智网 | www.ipmph.com | 医学教育、学术、考试、健康，<br>购书智慧智能综合服务平台 |
| 人卫官网 | www.pmph.com | 人卫官方资讯发布平台 |

## 儿童视光　你问我答
### 第 2 辑

Ertong Shiguang Niwen Woda
Di Er Ji

编　　著：梅　颖　唐志萍
出版发行：人民卫生出版社（中继线 010-59780011）
地　　址：北京市朝阳区潘家园南里 19 号
邮　　编：100021
E - mail：pmph @ pmph.com
购书热线：010-59787592　010-59787584　010-65264830
印　　刷：廊坊一二〇六印刷厂
经　　销：新华书店
开　　本：710×1000　1/16　印张：8
字　　数：135 千字
版　　次：2023 年 2 月第 1 版
印　　次：2023 年 3 月第 1 次印刷
标准书号：ISBN 978-7-117-34450-0
定　　价：99.00 元

打击盗版举报电话：010-59787491　E-mail：WQ @ pmph.com
质量问题联系电话：010-59787234　E-mail：zhiliang @ pmph.com
数字融合服务电话：4001118166　E-mail：zengzhi @ pmph.com

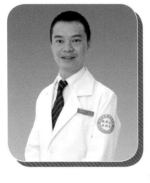

**梅颖,**上海新虹桥国际医学园区美视美景眼科中心业务院长,副主任医师。上海眼视光学研究中心学术委员,上海青少年近视眼防控专家联盟成员,中国标准化技术委员会眼镜验配服务分技术委员会委员,上海市社会医疗机构协会健康教育促进分会常务委员,中山大学中山眼科中心技术培训中心客座讲师,中国卫生信息与健康医疗大数据学会委员,中国医师协会眼科医师分会青年后备人才,中国妇幼保健协会儿童眼保健分会委员,中国医学装备协会眼科专业委员,《中国眼镜科技杂志》专栏作者。国际角膜塑形学会资深会员(FIAO)、国际角膜塑形学会亚洲分会资深会员(SIAOA)、美国视觉训练和发展学会(COVD)会员。

著有《儿童近视防控——从入门到精通》《硬性角膜接触镜验配案例图解》《硬性角膜接触镜验配跟我学》《视光医生门诊笔记》《硬性角膜接触镜验配跟我学》(第2版)、《眼视光门诊视光师手册》《视光医生门诊笔记 第2辑》。担任验光与配镜专业中职教材《接触镜验配技术》副主编,参与《斜弱视和双眼视处理技术》的编写,参译《近视手册》(*Myopia Manual Edition 2017*)。

眼视光英才计划"明日之星"第一期成员。

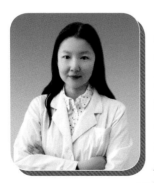

**唐志萍,**上海贝瞳佳视眼科门诊部副主任医师,眼科学博士,云南省女医师协会眼科专业分会委员,上海市社会医疗机构眼科专委会委员。1999年毕业于北京医科大学,主要从事眼科临床工作,并对视网膜、视神经的损伤及保护进行了大量的研究工作。出版人民卫生出版社专著6本,翻译著作2本。主持云南省科技厅自然科学基金面上项目、昆明医科大学创新基金项目,并参与多项国家自然基金的研究工作。2015年与团队共同荣获云南省科技厅科学技术奖一等奖、2016年与团队共同荣获云南省科技进步奖一等奖。

# 前　言

近年来,我国儿童近视发生不断低龄化,近视防控已经成为国家重点战略,儿童近视防控受到广泛关注。近视防控属于医学领域,但是很多家长仍把近视防控看作"怎么配好眼镜"的行为。近视防控涉及大量的医学科普,其内涵远远不止是"怎么配好眼镜"的问题。近视的医学干预包括低浓度阿托品和角膜塑形镜技术,方兴未艾,而这些新兴的防控技术专业化程度高,正需要大量、通俗易懂、有大数据研究支撑的医学科普来推广。

《儿童视光 你问我答》就是一套实用性高、通俗易懂的给从业者和家长阅读的科普书。我们收集、整理了一线视光工作者常遇到的近视、视光相关问题,查阅最新的视光学、医学文献,以科学、客观的态度,循证医学的思维来回答这些问题并撰写成文。我们通过查阅前沿的视光学科学研究文献(多数是英文文献资料)形成了高质量、可靠、最新的信息,并用通俗易懂的语言表述出来,让每一个问题都不再浮于表面,而是有确实的科学研究证据支持,成为临床大数据支持的知识点,让读者知其然,更知其所以然。所以,我们延续《儿童视光你问我答 第 1 辑》的写作风格继续推出第 2 辑。本书仍保持《儿童视光 你问我答》系列实用、接地气的写作风格。

本书聚焦儿童屈光检查与视觉发育,近视防控和角膜塑形等相关内容。其中,角膜塑形是近年来儿童近视控制的热点,相关问题也比较多,本书将从角膜塑形镜的日常戴镜、近视控制和验配三个层面分三章回答和讲述。其中多数问题都是儿童日常使用角膜塑形镜过程中遇到的问题和操作细节,特别推荐家长阅读。

本书是一本循证医学的儿童视光学科普书,是一本"硬核"儿童视光学专业科普书。本书适合在临床一线工作的验光师、视光医生阅读,同时也适合学校教师、学校医务室老师、眼镜从业人员、家长,以及近视的儿童、青少年阅读。

梅颖　唐志萍

2023 年 2 月

# 目　录

第三章 角膜塑形镜日常戴镜相关问题

第四章  角膜塑形镜近视控制相关问题

第五章  角膜塑形镜验配相关问题

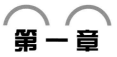

# 第 一 章

# 儿童屈光检查与视觉发育相关问题

## 问题 1

### 低龄儿童怎么查视力？1岁以内的幼儿可以查视力吗？

人类 85% 以上的信息都是视觉系统输入的。所以，从出生起，家长就要开始关注孩子的视觉健康发育。但很多家长都表示：宝宝都不会表达，不能配合查视力啊，怎么办？

这里介绍 3 岁以内的低龄儿童视力筛查时机和方法。

### 一、为什么早期、定期的视力筛查这么重要？

良好的视力对孩子的身体发育、在学校的学习生活和全身健康都至关重要。婴幼儿的视觉系统还没有完全形成，来自两只眼睛的同等视觉信号输入对大脑视觉中枢的正常发育是非常重要的。如果眼睛不能向大脑传送清晰的图像信号，视力就会受到限制，也无法在以后的屈光发育中纠正。但如果能及早发现问题就可以有效处理。所以给婴幼儿做早期、定期的视力筛查是非常重要的。

### 二、什么时候可以进行第一次视力筛查？

出生后 28 ～ 30 天进行首次筛查。

在 3、6、12 月龄和 2、3、4、5、6 岁时进行阶段性检查。

一般 3 岁时可查 E 字母视力表视力。

下例情况需要尽早检查：①早产儿；②有斜视、弱视、高度屈光不正等家族病史；③眼睛外观或视觉表现有任何异常等。

筛查一般是由儿保科的医生或眼科医生或其他受过培训的视觉健康保健者(视光师)进行。

### 三、怎么给低龄儿童做视力检查?

对低龄儿童的视力检查分为定性和定量的方法,以下分别介绍。

(一)定性视力评估(观察 / 自测)

定性评估比较粗略,但相对容易操作,家长在家也可以自己观察或检测。

检查者按以下不同年龄儿童的视力指标观察,判断是否能达到相应的标准。

**1 月龄内:**能注视光源,瞳孔光反射检查。

**1～3 月龄:**能全神贯注注视人的脸,主动看周围的东西,能看移近的手指。

**2 月龄以内儿童还可以做遮盖试验判断:**

遮盖一侧眼睛后孩子出现明显的烦躁不安,未遮盖眼不能追随物体运动,说明未遮盖眼视力低下。

遮盖一侧眼睛后孩子没有明显的抵触情绪,未遮盖一侧的眼睛能够追随物体运动,说明未遮盖眼视力正常。

**2 月龄左右:**取红色玩具置于眼前 15 ～ 20 cm,观察其双眼追随物体的幅度和反应。

**2 月龄以上:**对其做鬼脸等动作,观察其是否出现应答性微笑。

**3～6 月龄:**主动用手抓握物品,能追随眼前 30 ～ 60 cm 远处的运动物体(小球),手指突然移近时,有眨眼动作。

**6 月龄～ 2 岁:**

辨认黑白小球试验:在黑色背景下,用不同直径的白色小球给儿童辨认(能辨认的球越小,视力越好)。

比较双眼对不同视标的反应:通过改变视标的大小对两眼的视力进行大致对比:如两眼相差太大,提示只能看到大视标的眼睛可能有异常。

把不同大小的彩球放一起,分别遮盖孩子的一侧眼睛后让其抓球,比较双眼遮盖后孩子抓出球的最小直径的差别,可判断双眼视力的差别。抓到彩球的直径越小,视力越好。

(二)定量视力评估

定量评估比较精确,但需要专业的检查工具和手段,一般在医疗机构进行。

### 1. 视动性眼震检查

当注视连续、重复从眼前通过的物象（如坐火车中的乘客注视窗外连续通过的树木）就可以产生一种不随意、有节律的眼球摆动，称为视动性眼震。视动性眼震的检查方法是在眼前转动测试鼓（图 1-1-1），变化黑白条栅的宽度，诱发视动性眼震（OKN），估计其视力。

观察婴幼儿对不同宽窄条纹的反应，记录引起眼震颤的最细的条纹（条纹越细，视力越好），通过换算可以得出视力值。可用于测定 4～6 月龄的婴幼儿视力。

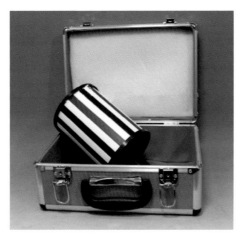

图 1-1-1　视动性眼震（OKN）测试鼓

### 2. 优先注视法

20 世纪 50—60 年代，心理学家发现，与色调均匀一致的灰色视标相比，婴儿更喜欢注视有图案刺激的视标。

将两个亮度色泽和大小均一致的图案放在婴儿面前，其中一个是有一系列宽度的黑白条纹图案，另外一个是均匀灰色的图案，观测者从一个窥孔观察婴儿的注视情况，测定婴儿注视方向和注视两物体的时间百分比。如果婴儿注视条纹图案的时间百分比达到了 75%，就认为该条纹能被婴儿识别。利用婴儿这种自发注视行为开发的定量视力检测技术就是优先注视法。

逐渐减少条纹宽度，增加空间频率，直到婴儿不再出现注视倾向，婴儿能识别最细的条纹的空间频率就是其视力阈值（图 1-1-2）。检查时每一个视标给婴儿展示 20 次或以上，记录婴儿的判断正确率，判断正确率达到 75% 的最细的条栅为婴儿的视力。这种方法适用于 1 岁以下的婴幼儿视力检查。

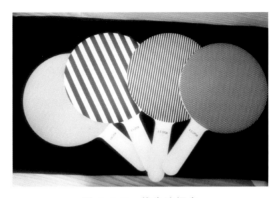

图 1-1-2　优先注视卡

### 3. 图形视力表

使用儿童熟悉和喜爱的各种图形（花鸟鱼虫等）来代替E字表来检查视力（图 1-1-3）。按照视角的大小设计，测定方法同E字母视力表检查。适用于 2～3 岁的婴幼儿。

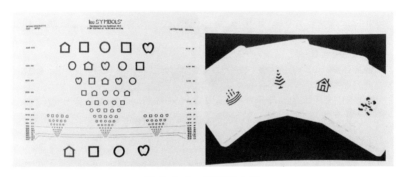

图 1-1-3　图形视力表

### 4. 视觉诱发电位 (visual evoked potential, VEP)

视觉诱发电位是一种电生理的方法。其是用光（F-VEP）或图形（P-VEP）刺激视网膜后，通过视路传递，在枕叶视皮质诱发出电活动，反映了从视网膜神经节细胞到视皮层的功能状态。

3 岁以后一般可以用E字母视力表检查，检查方法与成人相同。

### 四、视力检查和眼科检查有什么区别？

视力检查只是查视力，而眼科检查有助于视觉、眼健康问题的诊断，包括使用扩瞳的眼药水，彻底地检查眼睛（眼前段、眼底）和视觉系统（屈光检查）

的整体健康状况。

如果通过上述视力检查发现儿童视力异常,则需要及时做相应的眼科检查。

**小结**

低龄儿童也应该定期做视力检查。家长可以用定性检查的方法在家给孩子自测,如果定性检查有问题,可以进一步到医疗机构做视力定量检查和眼科检查。

## 问题 2

### 孩子4岁,视力1.0,是不是发育超前很快要近视了?

家长问,小孩4岁,最近体检视力双眼1.0,看什么都很清晰。听说4岁孩子一般视力还达不到1.0,而是在0.8左右,如果视力太好,看得太清晰,说明远视储备消耗得过快,孩子很快就会近视了,是吗?

按2017年美国眼科协会(AAO)的弱视临床指南(PPP),不同年龄儿童的正常视力下限是:3岁0.4,4岁0.5,5岁0.6。这是指儿童矫正视力在上述年龄对应的视力值之上就算正常,但要注意这是正常值下限,即最低的正常标准,可不是上限,视力发育良好的儿童可以更早获得更佳的视力,比如1.0或更好。

而远视储备是指屈光度的状态,与视力是两码事。正常儿童在睫状肌麻痹的状态下获得的眼球屈光状态,应该是轻度的远视,我们称为"远视储备"。

视力发育是受到多种因素影响的。屈光、视功能(调节、集合、立体视)、视网膜、视觉通路、视觉中枢的发育都会影响视力发育。而远视储备仅仅是指屈光度的状态。

所以,上述说法是把屈光度和视力混淆了。这位家长的孩子裸眼视力1.0是完全正常的,但是如果睫状肌麻痹后验光的结果是+0.25D,就说明远视储备比较少,可能快要近视了;但也可能是+2.00D,那就说明远视储备完全正常。所以不做睫状肌麻痹而只谈视力是错误的,视力不是判断屈光发育的指标。

**小结**

儿童的视力发育与屈光度是不同维度的评价指标。给孩子建立屈光发育档案,定期查视力、睫状肌麻痹验光,测量眼轴、角膜曲率才能综合、全面评价儿童的视力、屈光发育的情况。

**问题 3**

### 不是说有眼轴和角膜曲率就可以知道近视度数吗,为什么还要验光?

经常有家长问:孩子的角膜曲率是 43.00D,眼轴是 23.2mm,扩瞳验光是 –2.50D,这个结果对不对? 角膜曲率和眼轴都正常为什么会近视? 是不是验光错了?

很多家长认为测量了眼轴和角膜曲率,医生就可以估计出孩子的近视度数来。其实这很难。

#### 一、屈光度 ≈ 角膜曲率 + 晶状体屈光力 + 眼轴

眼的总屈光度是由一系列屈光组织参数决定的,包括:框架镜(验光结果)后顶点屈光度、角膜顶点屈光度、眼球第一主平面屈光度、角膜屈光度、前房深度、晶状体厚度、眼轴、玻璃体腔深度、晶状体屈光度、房水折射率、玻璃体折射率、晶状体折射率、晶状体前表面曲率半径、晶状体后表面曲率半径、晶状体前表面到晶状体第一主平面距离、晶状体后表面到晶状体第二主平面距离,等等。

如果忽略一些生理性常量和细微差异的影响,我们简化一下就是:眼的屈光度主要由角膜曲率、晶状体屈光度和晶状体位置、眼轴长度决定的。为方便理解,可认为:屈光度 ≈ 角膜曲率 + 晶状体屈光力 + 眼轴,注意这里用的是约等于(≈),不是等于。在这个公式中,如果我们只有角膜曲率和眼轴的测量结果而没有晶状体的测量结果,那这就是一个二元一次方程,近视度数(屈光度)和晶状体屈光度都是变量,是解不出来的。

所以,这就回答了家长的问题:为什么只测量角膜曲率和眼轴还不够,还是需要验光。

#### 二、为什么要测量晶状体屈光度?

现代研究认为:晶状体屈光力减少是近视化过程中的补偿因素,能够在很

大程度上代偿由眼轴增长所带来的近视化进程。近视发生越早，晶状体屈光度下降也越早。即，晶状体屈光度下降代偿了早期的眼轴增长，这就解释了为什么有的孩子没发生近视，但眼轴还增长得很快，这是因为其晶状体屈光力下降代偿了。但当晶状体的屈光度下降到一定程度无法继续代偿眼轴增长时，近视就会表现出来。一般 12 岁以后晶状体屈光度趋于稳定，不再能补偿眼轴增长带来的近视。

所以我们认为：晶状体的屈光力与眼轴一样，也是一个重要的预测近视发生发展的重要因素。

那有没有能测量晶状体屈光参数的方法呢？比如，观察到孩子晶状体屈光力下降快，就意味着近视化进程快了，得加强近视控制。

### 三、测量晶状体屈光力的方法

目前已经有成熟、简便方法测量眼轴、角膜屈光度、前房深度等眼生物学参数，但遗憾的是我们却还没有有效、快速、准确测量活体眼的晶状体屈光力的方法。这也是为什么没有大规模开展关于晶状体屈光力的流行病学调查。

目前多数的对晶状体屈光力的检测大多是通过公式间接计算出来的。上述屈光度≈角膜曲率＋晶状体屈光力＋眼轴的公式中，测量角膜曲率、眼轴等参数并验光后，才能计算出晶状体的屈光力。

目前比较常用的计算晶状体屈光度的公式是 Bennett 公式。研究认为 Bennett 公式所计算出的晶状体屈光力与真实晶状体屈光力最接近。

Bennett 公式：

$$P_{\text{L, Bennett}} = \frac{-1000n(S_{\text{cv}}+K)}{1000n-(ACD+c_1T)(S_{\text{cv}}+K)} + \frac{1000n}{c_2T+V}$$

$P_L$ 晶状体屈光力

$n$ 房水折射率

$S_{\text{CV}}$ 角膜顶点屈光度

$K$ 角膜屈光度

$ACD$ 前房深度

$c_1T$ 晶状体前表面到晶状体第一主平面距离

$c_2T$ 晶状体后表面到晶状体第二主平面距离

$V$ 玻璃体腔深度

注：Bennett 需要晶状体厚度参数，计算晶状体表面至主平面的距离 $c_1T$、$c_2T$。（晶状体是厚透镜，所以有 2 个主平面。）

如果没有晶状体厚度值，也可以用 stenstrom 公式、Bennett–Rabbetts 公式计算。

另外，晶状体是具有调节能力的屈光间质。晶状体调节时，晶状体的前、后表面曲率，晶状体厚度都会发生变化，晶状体的屈光度也发生变化。所以我们强调屈光度要用睫状肌麻痹验光（扩瞳验光）的检查结果，晶状体的厚度等参数也是在睫状肌麻痹后测量的。

### 四、人工晶状体屈光度的计算

延伸一下，人工晶状体屈光度的计算也是用这个思路推理出来的。已知可测量的相关参数，就可以计算出按目标屈光度所需要的人工晶状体度数。

比如最常用的 Holladay 公式：

$$P = \frac{n}{AL - ELP} - \frac{n}{\dfrac{n}{K + \dfrac{1}{\dfrac{1}{Rx} - V}} - ELP}$$

$P$  人工晶状体的屈光力

$n$  房水的折射率

$K$  角膜屈光力

$AL$  眼轴

$ELP$  角膜主平面到人工晶状体主平面的距离

$V$  镜眼距离（镜片后顶点到角膜前表面的距离）

$Rx$  预留度数（即预设置入人工晶状体后的眼的屈光度）

注：临床上有多种人工晶状体计算公式，医生会根据患眼的角膜曲率、眼轴的特点选择不同的公式。一般都有专业的软件计算，不需要人工计算。只需要录入期望术后的目标屈光度，就可以计算出所需要的人工晶状体度数。

### 小结

屈光度≈角膜曲率＋晶状体屈光力＋眼轴。仅有角膜曲率和眼轴的测量结果，无法准确计算眼的屈光度。角膜曲率和眼轴都是客观检查，而且可以测量得很准确,如果靠这两项参数就可以计算近视度数的话,我们都不需要验光了。

对于儿童来说,因为还有晶状体屈光度这个变量影响屈光发育,所以近视度数和眼轴是相对独立的指标,两者的变化关系不是线性的。所以会出现近视度数不增加而眼轴还在增加的情况。

注:有些特殊情况是需要做粗略估算的。

比如低龄儿童先天性白内障术后,或低龄儿童高度屈光不正(高度近视、高度远视者)。这些情况下,儿童无法配合做主观验光,而且度数高,镜眼距离变动对验光结果影响很大,幼儿配合度差、注视差,有时是在睡眠或麻醉状态检影的……所以客观检影也很难做到准确。用眼轴和角膜曲率和同龄儿童平均晶状体屈光度值可以估算患眼的屈光度。

## 问题 4

### 怎么知道扩瞳药起效了,可以做扩瞳验光了?

为获得准确的屈光度,儿童屈光不正患者常常需要充分麻痹睫状肌后再进行验光检查,也就是我们平时说的散瞳验光。问题来了:怎么知道扩瞳药(睫状肌麻痹剂)起效了,可以做扩瞳验光(睫状肌麻痹验光)了?

目前比较常见的一些做法包括:

观察瞳孔,瞳孔扩大了就可以做检影了;

询问患者,当看不清近处时就可以做检影了;

最后一次滴药后够 30 分钟就可以做检影了。

上述方法哪些是正确的呢?

### 一、瞳孔扩大不是睫状肌麻痹的标准

扩瞳验光的目的是睫状肌麻痹,暂时麻痹眼睛的调节能力,让调节放松,让眼睛暂时不能"变焦"以避免影响屈光检查。

我们在出版的《视光医生门诊笔记 第 2 辑》书中,对临床常用的三种扩瞳验光药物(0.5% 托吡卡胺、1% 环喷托酯、1% 阿托品)做过比较。不同药物对扩瞳的作用时间和对睫状肌麻痹的时间是不同的(有的扩瞳作用强,有的睫

状肌麻痹作用强）。比如：托吡卡胺滴药后 30 分钟达到瞳孔最大，而环喷托酯滴药后 60 分钟才达到瞳孔最大。所以，不能仅凭瞳孔是否扩大作为睫状肌是否充分麻痹的标准。常见的情况是瞳孔扩大了，但调节还残余很多，这种情况就达不到睫状肌充分麻痹的效果。

不同睫状肌麻痹剂的麻痹睫状肌的程度也不同，有研究发现使用托吡卡胺滴眼液后还可能残余 2～3D 的调节力。残余调节越高，说明睫状肌麻痹的效果越差，验光结果越容易波动、准确性也越差。也就是说，如果使用的是托吡卡胺，孩子还有可能在检影或做电脑验光时产生近视过矫，即验光的近视度数变得比实际更高，而这种情况在低龄儿童更常见。

## 二、残余调节是评价睫状肌麻痹效果的方法

最客观判断睫状肌麻痹效果的方法是检查残余调节。

残余调节即使用睫状肌麻痹药后还能使用的调节量，具体的测量方法是：

1. 在综合验光仪上矫正屈光不正。

2. 近距视标放置在 33.3cm。

3. 逐渐加正镜片至能看清，记录数值；继续加正镜片，至视标模糊，退回一格（0.25D），记录数值。

4. 两者差值为残余调节量。

举例：睫状肌麻痹后，按上述步骤操作。加正镜片至 +2.00D 能看清 33cm 视标；继续加正镜片至 +3.25D 视标模糊，退回一格（0.25D），记录 +3.00D（表 1-4-1）。残余调节为（+3.00）-（+2.00）=1.00D。即，孩子在滴用了睫状肌麻痹剂以后，还能调用 1.00D 的调节力。

表 1-4-1　残余调节的测量与计算

| 增加正镜 | 33cm 视标清晰度 |
| --- | --- |
| 0.00 | 看不清 |
| +0.50 | 看不清 |
| +1.00 | 看不清 |
| +1.50 | 看不清 |
| +1.75 | 看不清 |
| +2.00 | 刚好看清 |

| 增加正镜 | 33cm 视标清晰度 |
|---|---|
| +2.50 | 看清 |
| +3.00 | 看清 |
| +3.25 | 看不清 |
| +3.50 | 看不清 |

我们认为理想的睫状肌麻痹效果是残余调节在0.50D以内。1%环喷托酯、1%阿托品都可以达到这种效果,所以推荐使用 1% 环喷托酯作为常规睫状肌麻痹用药。

临床工作中,如果认为使用睫状肌麻痹剂后仍有调节波动,或对验光结果不确定的,可以做残余调节检查确定。残余调节量过高的,继续滴药,或更换药效更强的睫状肌麻痹剂。

有人用“看不清近处就可以检影了”作为标准,是定性的结果,这种方法太粗糙,也不是判断睫状肌麻痹效果的标准,而残余调节检查是定量的结果,更可靠。

### 三、常规做法是通过滴药次数和时间来控制睫状肌麻痹剂的效果

虽然残余调节可以量化睫状肌麻痹的效果,但增加了操作步骤,所以并不适合在临床大范围开展,也不是扩瞳验光检查的必做流程项目。

目前扩瞳验光主要是通过时间来控制药效,比如:

复方托吡卡胺滴眼液(如:美多丽 –P)滴眼,5 分钟 1 次,每次 1 滴,共 4 次;每次滴眼后嘱闭眼,末次滴眼 30 分钟后检查。

环喷托酯滴眼液(如:赛飞杰)滴眼,5 分钟 1 次,每次 1 滴,2 ~ 3 次;每次滴眼后嘱其闭眼,末次滴眼 30 分钟后检查。该药刺激性强,可以在滴药前先使用表面麻醉药滴眼 1 次,5 分钟后再点赛飞杰。

1% 阿托品滴眼液或阿托品眼用凝胶(如:迪善)滴眼,每日 3 次,连用 3 天共 9 次后检查。

所以,一般默认为:只要滴药手法规范,时长到就达到了睫状肌麻痹的效果。

其实个体对睫状肌麻痹剂的反应是不同的,仅通过滴药次数和时间来控

制睫状肌麻痹剂的效果还是有缺陷的,对调节力特别强的儿童可能还是会有较多误差。临床上对验光结果存疑的案例,可以按上述方法检查残余调节力来确认睫状肌麻痹效果。

### 小结

扩瞳验光(睫状肌麻痹验光)是儿童屈光检查的常规手段。

一般默认为:只要滴药手法规范,时长到就达到了睫状肌麻痹的效果。

残余调节是评价睫状肌麻痹效果的方法,理想的睫状肌麻痹效果是残余调节在 0.50D 以内。如果认为使用睫状肌麻痹剂后仍有调节波动,或对验光结果不确定的,可以做残余调节检查确定。

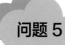

## 问题 5

### 家长在家也能自行给孩子验光吗?

新型冠状病毒感染疫情期间,我国多地中小学生都进行了一段时间的线上教育(网课)。有家长担心孩子宅在家,长时间使用电脑、手机、平板电脑会加深近视,而验光配镜类却不是需要急诊的类目,疫情期间医院未开放这一类检查。那么家长怎样才知道孩子的近视度数有无变化呢?

其实即使不去医院,家长也可以在家给孩子做简单的验光。只需要一张标准视力表和一把卷尺就可以进行简单自测,原理如下。

远点是指调节放松的情况下,眼睛能够看清楚的最远的距离。近视眼的远点是在眼前有限的距离内的,其远点距离的倒数就是近视度数。比如 –2.00D 的近视眼,其远点在 f=1/F=1/2=0.5m=50cm 处,也就是当标准视力表上 1.0 的视标从远向近移近时,刚好在 50cm 处患者报告看到视标清晰,那么他的近视度数就是 –2.00D(200 度)(图 1-5-1)。

家长可以试试用这个方法测量一下孩子能看得清楚的最远的距离(远点):用标准视力表上的 1.0 视标,从远到近慢慢向儿童移近,当孩子报告看清楚视标时即停止,就可以根据视标到眼睛的距离(用卷尺测量,精确到 cm)计算其大概的近视度数了。也可以把视力表挂墙上,让孩子注视 1.0 视标,从 5m 慢慢走向视力表,直到刚好看清楚 1.0 的视标就停下来,并测量孩子到视力表平面的距离。

计算公式:近视度数(D)=−1/ 距离(m) 比如:1.0 的视标移近到 1m 时清晰,1m 以外是模糊的,越远越模糊;近视度数 =−1/1=−1.00D,近视 100 度。1.0 的视标移近到 33cm 时清晰,33cm 以外是模糊的,越远越模糊;近视度数 =−1/0.33=−3.00D,近视 300 度。1.0 的视标移近到 17cm 时清晰,17cm 以外是模糊的,越远越模糊;近视度数 =−1/0.17=−6.00D,近视 600 度。但这种方法比较粗略。

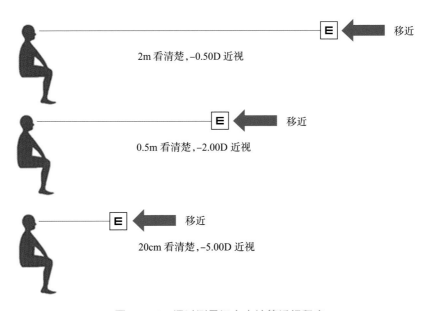

图 1-5-1 通过测量远点来计算近视程度

远点的倒数是近视度数,所以近视度数越低,其远点越远;近视度数越高,远点越近(表 1-5-1)。所以,当近视度数不高时,远点比较远,即使有测量误差,对近视度数的计算也影响不大。但是遇到高度近视时,这种方法带来的误差会很大。表 1-5-1 中 −12.00D 以上的高度近视,远点每变化 1cm 对应的屈光度变化就有 2D。也就是说,对于高度近视,视标前后多移动或少移动一点儿,都会带来很大的测量误差。因此,这种方法对低度近视验光的准确性相对高。

表 1-5-1 近视眼的远点与近视程度相关

| 近视 /D | 远点 /cm |
|---|---|
| −1.00 | 100.0 |
| −2.00 | 50.0 |

续表

| 近视 /D | 远点 /cm |
|---|---|
| −3.00 | 33.3 |
| −4.00 | 25.0 |
| −5.00 | 20.0 |
| −6.00 | 16.7 |
| −8.00 | 12.5 |
| −10.00 | 10.0 |
| −12.00 | 8.3 |
| −14.00 | 7.1 |
| −16.00 | 6.3 |

远点测量的精确度依赖于患者对"清晰度"的主观感受,而这种个体差异会很大,会影响这种验光方法的准确度。

散光眼要求在不同的子午线方向判断远点,用这种方法无法准确测量散光。

远视眼的远点是在眼球后的,用这种方法也无法测量远视度数。

如果儿童在验光过程中使用了调节,则远点会变近,近视度数会变高。(所以儿童需要睫状肌麻痹/扩瞳验光消除调节影响。)

小结

家长可利用测量远点的方法在家给孩子做粗略的验光,大概了解孩子的近视变化。准确的验光还是需要到专业的机构做。

问题6

练"斗鸡眼"可以治疗散光吗?

门诊遇到一家长说孩子最近一直在练习"斗鸡眼"动作,因为听说练"对

眼 / 斗鸡眼"动作可以治疗散光,让散光减少……这是真的吗?

散光主要是由基因决定的,散光眼的原因是角膜的形态"不圆",而是像橄榄球一样是椭圆形的。(我们在《儿童视光 你问我答 第 1 辑》中回答过"怎么预防散光、控制散光、不要再增加了?"的问题,有相关的内容介绍。)

家长介绍该方法的原理是:多数角膜散光都是顺规散光,即角膜就像一个横放着的橄榄球。如果经常做"对眼 / 斗鸡眼"动作,则可期望在这个过程中眼睑对角膜有一个水平方向的"挤压、对抗"力量(图 1-6-1 中 A),减少这个横放着的橄榄球的椭圆度(图 1-6-1 中 B),而减少散光。

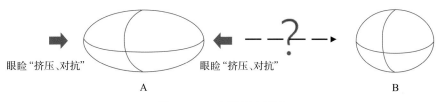

图 1-6-1 角膜散光原理

然而,这几乎是不可能的。这就好像,如果一个人的鼻子比较扁平,那么每天没事就多捏一捏鼻子,以期望把鼻子捏高点儿一样。这是做不到的。散光眼就是角膜"长成了"横放着的橄榄球,无法通过外力来改变角膜的形状让角膜变圆。

即使真的可以通过外力来改变角膜的形状,那么长期练习"对眼 / 斗鸡眼",意味着增加水平眼外肌(内、外直肌)对眼球的牵引,增加水平方向上的眼球张力,那么会不会使得水平方向的角膜曲率变得更平坦(图 1-6-2),散光反而增加呢? 即:水平方向变平坦,垂直方向不改变,增加顺规散光。这样的推测反而是增加散光而不是减少散光了。

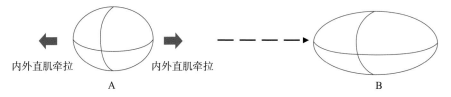

图 1-6-2 练习"对眼 / 斗鸡眼"是增加水平眼外肌(内、外直肌)对眼球的牵引

目前还没有科学研究发现练习"对眼"会增加或减少角膜散光! 而且这种做法可能还有些潜在的风险:

有些患者,看近时双眼无法足够会聚以保持双眼注视同一物体的能力,这称为集合不足。这种情况是需要做集合训练(即练习"对眼"动作)的。但是,如果是内隐斜较大 / 集合过度的儿童,就不要去特意练习"对眼 / 斗鸡眼"动作了。这并不能减少散光,可能还会加重内隐斜、内斜视,适得其反。

此外,如果患儿有高度近视,练习"对眼 / 斗鸡眼"的过程中,在内外直肌的牵引下,还有增加视网膜裂孔、视网膜脱离的风险。

### 小结

散光是由基因决定的,是天生的,目前还没有证据认为练习"对眼 / 斗鸡眼"能减少散光。所以我们不建议这样做。

## 问题 7

### 高度近视≤−6.00D 的描述用"≤"是错的,要用"≥"吗?

我们出版的《儿童近视防控——从入门到精通》一书受到了很多朋友的关注。有很多读者留言说书中第 3 页关于高度近视分类的标准写的是:高度近视≤−6.00D,这个描述是错的,高度近视应该是≥−6.00D。读者认为:高度近视应该是屈光度≥−6.00D(600 度以上近视),应该用大于等于,如果用小于等于符号那就是 600 度及以下近视了,是否写错了?

其实并没有错!

我们一般用正号来表示远视,比如 +1.00D 就是远视 100 度,+4.00D 就是远视 400 度;用负号表示近视,比如 −1.00D 就是近视 100 度,−4.00D 就是近视 400 度。屈光度是带符号的。

比如,我们口语的描述是:近视 700 度的度数比近视 400 度高,这其实是用绝对值描述。但按科学描述屈光度是带符号的,是用代数值表达的。因为在说多少度的时候前面是加了"近视"二字的,那么就是数值越大,近视越高,但实际上代数值却越小。

所以,我们说近视 700 度的度数比近视 400 度高,用数学表达就是−7.00 < −4.00D 了,得用小于(<)符号。

图 1-7-1 表达的就是近视和远视按屈光度的分类。在数轴上,越向左值越

小,越向右值越大。所以负值越大,近视越高,但其代数值是越小的。

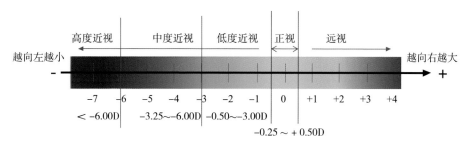

图 1-7-1 近视和远视按屈光度的分类

目前国际上统一用带符号的代数值来描述屈光度,比如屈光度是 –3.50D 或 +2.75D 等,而不会特意说是近视还是远视,这样描述会简洁很多。

我们撰写的一系列书籍和文章都是按国际标准来描述。所以描述近视,用 "<" 表示近视度数高于某一个值。比如< –3.00D,就是指近视在 300 度以上。

小结

近视的屈光度用负号表示,所以,高度近视是指屈光度 ≤–6.00D,这个描述是正确的。

孩子有学习障碍与眼睛有关吗?

一、什么是学习障碍?

学习障碍是孩子在完成某些学习任务时所遇到的问题,包括阅读、写作、数学、听力、口语等需要集中注意力的学习任务。学习障碍是由大脑处理视觉信息的方式造成,可能,但不一定,是由视力问题引起的。有学习障碍的孩子以不同的方式处理他们读到和听到的信息。正常情况下,当我们阅读时,大脑会将我们看到的字句与其含义、个人熟悉的经历和既往的相关知识信息联系起来,而有学习障碍的儿童会很难处理这些联系。

## 二、学习障碍的风险因素

虽然目前学习障碍的原因仍然未知,但以下情况是学习障碍的风险因素,包括:

◆ 有家族史、遗传史;
◆ 早产儿;
◆ 中枢神经系统感染,如脑膜炎;
◆ 头部外伤。

## 三、如何发现孩子有学习障碍?

按照调查研究结果,每100个孩子中就有15个有学习障碍。学龄前儿童不一定会表现出学习障碍,但家长和老师可能会注意到这些孩子有以下情况或问题:

◆ 阅读障碍;
◆ 缺乏阅读兴趣;
◆ 数学特别差;
◆ 难以组织思想和信息。

## 四、学习障碍的儿童可能会发生性格和行为上的变化

他们可能会很厌烦上学(去幼儿园),容易变得焦虑或沮丧。

## 五、检查和测试学习障碍

如果家长或监护人怀疑孩子有学习障碍的问题,应该与老师和/或儿科医生交谈。专业人士会对孩子进行测试。

虽然学习障碍不一定是眼睛的问题,但除了看儿科、精神科,还应该带孩子做一个全面的眼科和视光学检查,以排除视觉问题。比如:未发现的屈光不正(近视、远视、散光)、视功能异常等也会影响阅读而导致学习障碍,如发现有视觉/视力相关问题,应该及时处理。

## 六、有学习障碍怎么办?

在国外,学校常常有专门受过训练的教育工作者和阅读专家来帮助有学习障碍的儿童,这些孩子可以学习到一些特殊的技能来克服学习障碍并适应学习。目前我国还没有广泛推广类似的机制。

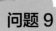

**问题 9**

## 孩子不配合做喷气式眼压检查怎么办?

### 一、眼压检查是儿童视光门诊的必做项目

近视患者青光眼发病危险是普通人群的 2～3 倍,而且伴随近视程度加深,发病率增加。国家卫健委发布的《近视防控指南》中也提出将青少年的眼压检查纳入我国近视防控的必检项目。而且,在建立儿童屈光发育档案、接触镜验配(尤其是角膜塑形镜的验配)中,眼压检查是必做项目。所以,眼压测量已经成为儿童视光门诊的必需检查项目。

目前广泛使用的是非接触式眼压计(简称 NCT,non-contact tonometer),但学龄前儿童很抗拒这种喷气式的测眼压检查,常常会因为测眼压而哭闹不止,无法继续后面的检查。

### 二、使用非接触式眼压计(NCT)很难准确测量低龄儿童的眼压

非接触式眼压计(NCT)测量眼压的原理是"吹"出气流,气流对角膜中央区域有一定的压力作用,使得角膜中央区域变平坦。眼压越高,则需要吹更多的气流、更长的吹气时间,才能把角膜变平,非接触式眼压计会根据"吹"出气流的时间来计算眼压。

NCT 虽然是非接触的,不需要做表面麻醉,但是对眼表的刺激比较强烈,儿童的配合度会比较差。有的儿童眼睑毛较长,而且朝向前下方生长(图 1-9-1),眼压计喷出的气流恰好吹在部分睫毛上,往往会造成眼压测量不准确的情况。遇到上眼睑睫毛长,且向前下方生长的患者,可尝试用手指轻轻提起上眼睑,增加睑裂暴露。

此外,儿童在进行眼压测量时,容易受眼压计喷出的气流惊吓,出现反应性眨眼、闭睑,头位移动,影响眼压测量的准确性。

《儿童视光 你问我答 第 1 辑》中,《先天性白内障患儿的视觉康复》一文中也提到,先天性白内障术后儿童发生眼压增高的情况非常常见,所以定期测眼压非常重要。但先天性白内障术后儿童这一群体都是低龄儿童,都无法使用 NCT 来进行眼压测量。所以,对于儿童,尤其是低龄儿童来说,使用 NCT

准确测量眼压是一项挑战,即使测到了数值,可能也是欠准确的。

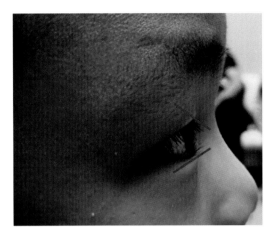

图 1-9-1    有的儿童睫毛多朝向前下方生长

### 三、推荐使用回弹式眼压计给不配合的儿童测量眼压

回弹式眼压计(rebound tonometer)无须行表面麻醉、对患者体位无特殊要求,适合年幼儿童。回弹式眼压计有一个一次性的测量探头,长 28 mm,顶端为直径 1.9 mm 的球体,测量时将针式探头弹射到角膜上,通过测量探头弹回时速度降低的程度来计算眼压。患者会觉得眼睛有点儿痒,或完全无感觉,儿童接受度很好。

### 四、回弹式眼压计的测量结果准确可靠吗?

Chen M 等(2019)对回弹式眼压计、非接触式眼压计(NCT)和作为"金标准"的 Goldmann 压平眼压计(GAT)做了比较,结果发现回弹式眼压计和 NCT 的测量结果都可以在偏低和正常眼压范围内与 Goldmann 压平眼压计一致。NCT 对高眼压组的测量更容易高估。此外,角膜厚度对眼压测量的影响依次是非接触式眼压计>回弹式眼压计>压平眼压计。

Weng J 等(2017)研究发现回弹式眼压计和"金标准"的 Goldmann 压平眼压计的测量差异< 2 mmHg。儿童的接受度明显提高。

### 小结

回弹式眼压计适合给配合度差 / 低龄儿童测量眼压。文献研究报告在非极端情况下(眼压极高或极低),其测量结果与"金标准"的 Goldmann 压平眼压计一致性较好。

推荐儿童视光门诊都备一个回弹式眼压计。

注：回弹式眼压计的探头是一次性的，测量有耗材成本。

## 问题 10

### 儿童眼外伤很多吗？发生眼外伤时家长应怎么办？

#### 一、家长要高度重视儿童眼外伤

儿童眼外伤不仅会严重损害视功能，而且会严重影响儿童身心健康，给家庭、社会造成很大损失。我国儿童眼外伤占全部眼外伤的 12.4%～40.4%，1～3 岁的孩子由于刚学会走路，步态蹒跚，很容易跌倒，因而碰到桌椅棱角、地面的石块或手里拿着的玩具等造成眼外伤。

少年儿童活泼好动，好奇心强，喜欢打闹，玩弄棍棒、剪刀、弹弓、针管及爆竹等，由于年幼缺乏生活经验，对可能触发的伤害认识不足，自我保护及躲避伤害的能力差。因此，儿童比成年人更容易发生眼外伤。所以，儿童眼外伤，家长必须高度重视！

#### 二、避免儿童眼外伤的措施

当孩子参加体育、娱乐、手工或团建时，一定要让他们知道眼睛的安全防护，必要时还可以使用防护眼镜。每年都有数以千计的儿童在玩耍中或者在汽车里发生意外事故而导致眼睛受伤，严重的甚至失明。超过 90% 的眼睛损伤是可以通过使用防护镜来预防的。

在美国，儿童和青少年最容易在体育运动中发生眼睛受伤，比如 5～14 岁的儿童青少年，多数是在打棒球时眼睛受伤的。所以在一些体育运动（如棒球、篮球、足球、网球、曲棍球等体育运动）中，儿童应戴聚碳酸酯材料（PC 片）的运动护目镜。

所有化学药品和 / 或喷雾剂必须放在儿童够不到的地方。

父母和监护人应该特别注意，并使孩子学会安全使用可能导致眼外伤的常见日常生活物品，如回形针、铅笔、剪刀、金属衣架和橡皮筋等。

教育孩子在做有潜在危险的家务时戴防护眼镜保护眼睛。

只给孩子购买适龄玩具。

不要让孩子玩投掷玩具,如飞镖、弓箭和能发射子弹的玩具。

使用软垫包裹桌椅边角避免儿童撞伤,把孩子够得到的橱柜和抽屉都锁起来。

最好不要让孩子玩发射子弹的枪类玩具,如果一定要玩,记得戴防护镜。

不要让孩子燃放烟花爆竹,烟花可能会对眼睛造成严重的伤害。

养狗的家庭注意,低龄儿童被狗咬伤时,有15%的概率还会伴有眼部损伤。

开车时,要使用婴儿背带和儿童安全座椅。12岁及以下的儿童不应坐在前排。把松动的物品放在行李箱里或固定在地板上,因为任何松动的物体在汽车发生颠簸或碰撞时都可能成为危险的弹射物。

### 三、儿童眼外伤的急救

儿童一旦发生眼外伤,校医、眼科医生需尽快检查眼睛,即使一开始看起来损伤很轻微也要重视,因为可能会伴有严重的迟发性损伤或并发症。若贻误了医治时机可能会导致病情恶化,严重者甚至会失明。

在寻求医疗帮助的同时,按以下原则处理:

◆　不要触摸、揉或按压眼睛。

◆　不要试图去移除任何卡在眼睛里的东西。如果是小的异物,可以轻柔提拉眼睑,让孩子快速眨眼,看看眼泪能否将异物冲出去。如果不能,闭上眼睛立即就医。

◆　不要随便涂抹药膏或药物。

◆　如果有组织割伤或穿破,应轻轻覆盖伤口立即就医。

◆　如果是接触到化学物质的话,立即用大量冲洗液充分冲洗。冲洗液可为大量清水、生理盐水,或酸性烧伤用3%小苏打水,碱性烧伤用3%硼酸水。

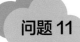

问题 11

### 孩子经常眨眼怎么办?

经常有家长询问:孩子最近经常眨眼,疫情期间又不方便去医院看,可能是什么原因? 应该怎么办?

正常情况下,每分钟眨眼 12～16 次,儿童如果眨眼次数过多,可能有以下四类原因:

### 一、眼表问题

包括:干眼、睑内翻 / 倒睫、结膜囊异物、角膜损伤、过敏性结膜炎。

1. **干眼** 近年来不仅成人,而且儿童干眼的发病率也日益增加。干眼会造成眨眼(瞬目)增多以保持角膜湿润。可做干眼的相关检查,对症、对因治疗。

2. **睑内翻 / 倒睫** 睫毛向内生长,直接"戳"到了角膜,也是过度眨眼的常见原因。少量的倒睫可以拔除,严重的需要行睑内翻矫正手术。

3. **结膜囊异物** 即我们平时说的"有东西进到眼睛里了""眯到眼睛了"。这是异物进入结膜囊造成,可翻开上下眼睑,及时发现并取出异物即可。

4. **角膜损伤** 角膜擦伤(包括接触镜的摘戴镜操作不当)或异物进入眼睛容易造成角膜损伤,会造成过度眨眼。可用裂隙灯显微镜检查、荧光素染色检查,给予人工泪液 / 上皮修复剂治疗,损伤严重的还需要给抗生素点眼。

5. **过敏性结膜炎** 儿童的过敏性疾病的发病率近年来大幅度提高,儿童过敏性结膜炎的初发症状之一就是过度眨眼。通过对眼表的检查结合临床表现可诊断,临床常用肥大细胞稳定剂和抗组胺药缓解。

### 二、习惯性抽搐 / 抽动症

习惯性抽搐 / 抽动症也会表现为过度眨眼。这常常由于压力 / 焦虑、疲劳或孩子无聊造成的,可请儿科医生会诊确认。如果孩子还伴随其他的抽搐症状(声音抽搐,咳嗽或清嗓子),医生可能还会建议去看神经科医生,排除抽动秽语综合征。

### 三、未矫正的屈光不正

需要验配正确的眼镜来矫正近视、远视、散光。

**斜视**
斜视是指双眼不能注视同一个物体。需要做专业检查来确诊并做相应治疗。

如果排除以上常见问题也找不到过度眨眼的原因,那么就观察,不必特别处理。

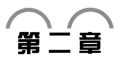

# 第二章

# 儿童近视防控相关问题

问题1

如何识别还未近视，但很快要近视的"临界性近视"
儿童？有哪些标准？

我国儿童近视发生率逐年增加，而且越来越低龄化。孩子即使目前还没近视，但家长已经很担心是不是马上要近视了……

问题来了：怎么识别未近视但很快要近视的孩子呢？有哪些标准可以判断孩子是"临界性近视"？

我们找了9个判断儿童"临界性近视"的参考标准，分别描述如下。如果未近视的儿童有以下情况或检查结果，则可能很快要近视了，家长要注意积极近视防控，必要时进行医学干预。

## 一、屈光状态

出生后，人眼是远视状态，在之后眼球的屈光发育过程中，眼轴逐渐增长、角膜曲率逐渐变平坦、晶状体屈光度逐渐下降，远视逐渐减少而变为正视。这一过程中，眼轴增长、角膜曲率平坦化、晶状体屈光度下降受到精确调控，正视化过程正常进行。

而近视的儿童，在近视发生前的1～2年（而不是在近视发生后），眼轴就会开始快速增长，打破正视化屈光发育的平衡。这会造成生理性远视快速减少而形成近视，而且眼轴的快速增长会一直持续到近视发生后5年或更久。即近视儿童的眼轴快速生长期会更长，可以达到7～9年之久。有研究发现，与一直正视的儿童相比，未来发生近视的儿童最多会提前4年就表现出远视储备的降低。所以,屈光状态是判断孩子是否是"临界性近视"的指标。在一项纳入 4 500 个儿童的大规模研究中,6 岁时睫状肌麻痹验光发现远视少于 +0.75D 的儿童,在 8 岁后发生近视的风险大幅增加。

目前认为,7 ～ 8 岁的儿童远视储备低于 +0.50D;9 ～ 10 岁儿童远视储备低于 +0.25D;11 岁儿童远视储备低于 0D 就视为"临界性近视"。这种情况下,孩子以后大概率会发生近视。

## 二、眼轴

儿童的眼轴是有生理性增长的,即使是不近视的儿童,眼轴也会自然增长。所以对于儿童近视进展来说,屈光度和眼轴是相对独立的指标,近视增加和眼轴增长速度可以不一致。

《近视管理白皮书(2019)》(以下简称《白皮书》)中提到:近视度数增加量每年大于 75 度为近视进展快速;小于等于 50 度为进展缓慢。但《白皮书》中并未提及以眼轴为评价的标准,我们也未查到相关的文献报道。美国加州大学伯克利分校视光学院的刘悦教授在学术讲座中报道,她的还未发表的一项研究中,6 ～ 8 岁的儿童眼轴的生理性增长是 0.30mm/ 年;8 ～ 12 岁的儿童眼轴的生理性增长是 0.12mm/ 年。

Jos Rozema(2019)的研究发现,近视儿童或未来会近视的儿童,眼轴的"自然增长"会快于一直正视的儿童,也就是说,"潜在近视"儿童眼轴的自然增长也更快。

按我们的临床经验,我们认为以眼轴为评价标准,8 岁前眼轴每年增长大于 0.40mm;12 岁前眼轴每年增长大于 0.30mm;12 岁后眼轴每年增长大于 0.20mm 的可以认为属于近视快速增长。

由于眼轴增长是领先于近视发生的,所以如果屈光度没有变化,即近视未增加,或还未近视,但眼轴增长很快的情况,也属于"临界性近视"。

## 三、年龄

多数近视是儿童期发生的,也称为"学校性近视",也有的人在 15 岁后才发生近视,称为"迟发性近视"。

发生近视的年龄越小,以后近视增长越快——年龄是独立于性别、种族、阅读时间、父母是否近视等的影响近视发展速度的重要因素。

Chua S Y(2016)的研究中,3 ～ 6 岁时就近视的儿童,到 11 岁时平均达

到 –5.48D（约 550 度）近视，平均眼轴达到 25.5mm。而近视初发年龄越大，到 11 岁时近视度数越低，眼轴越短。比如 10 岁时就近视的儿童，到 11 岁时平均 –1.53D（约 150 度）近视。

该研究还发现儿童每早 1 年发生近视，以后高度近视发病率增加 2.9 倍；每早 1 年发生近视，以后近视会多增加 0.86D；每早 1 年发生近视，以后眼轴会更多增长 0.28mm。

### 四、遗传

遗传因素会影响近视的发生发展。与父母都不近视的孩子相比，父母双方都近视的儿童近视发生率会增加 3 倍以上。同时，调查研究发现，近视儿童的父母也常常有户外活动较少、阅读时间多的情况，这些父母会给孩子树立一个"坏榜样"，使孩子养成容易近视的坏习惯。

### 五、用眼习惯

近视的发生、进展和近距离阅读显著相关。阅读距离 < 20cm 和连续阅读 > 45 分钟是近视发生的高风险因素，而与近距离读写的总时间反而不相关。这意味着，只要保持足够远的阅读距离和避免持续阅读就可以有效避免近视的发生、发展。

### 六、户外活动

已有大量研究表明，增加户外活动时间是降低近视发病率的关键策略。平均每天 2 小时户外活动就能有效预防近视或推迟近视的发生。户外活动对近视的预防作用机制还不明确，可能是光照增强、更多短波长光（360 ～ 400nm）暴露、景深增加等多因素的共同作用造成的。目前多数研究认为，户外活动对于已经近视儿童的近视控制作用很少或没有作用。

### 七、教育环境

东亚国家比较注重基础教育，学校的教育强度比较高，家长更看重孩子的学习成绩。城市儿童还有大量的各类课外辅导课，进一步增加了近距离用眼强度。

Mountjoy E（2018）的研究发现，每多增加 1 年的学校教育，近视会多增加 0.27 D；受教育程度高的人（大学学历）的近视患病率明显高于受教育程度低的人（小学教育）。重点学校近视发生率高于非重点学校。

## 八、双眼视功能

调节反应下降、调节滞后增加、高 AC/A，都可能会造成看近时焦点聚焦于视网膜后，形成远视性离焦的情况，也是发生近视的风险因素。

其中高 AC/A 造成远视性离焦的机制如下：内隐斜和 / 或高 AC/A 的患者看近时会尽可能少地调节，因为调节会带来双眼会聚，这样很容易超出内隐斜患者的负融像性集合范围而难以融像造成复像。所以患者看近时调节减少，表现为比较大的调节滞后，像落在视网膜后形成远视性离焦（图 2-1-1）而造成近视进展快的结果。而且内隐斜越大和 / 或 AC/A 越高，这种效应越明显，近视进展越快。

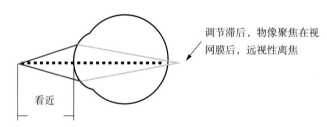

图 2-1-1　内隐斜和 / 或高 AC/A 的患者看近时形成调节滞后，远视性离焦

## 九、种族

流行病学调查发现 11～15 岁的东亚儿童的近视患病率是同龄欧罗巴人种（白色人种）的 8 倍。

## 小结

没有近视的儿童，如果发现以下情况，说明已经属于"临界性近视"，最终近视将不可避免，甚至很快要近视了：

1. 屈光度：7～8 岁的儿童远视储备（睫状肌麻痹验光）低于 +0.50D；9～10 岁儿童远视储备低于 +0.25D；11 岁儿童远视储备低于 0D。

2. 眼轴：8 岁前眼轴每年增长大于 0.40mm；12 岁前眼轴每年增长大于 0.30mm；12 岁后眼轴每年增长大于 0.20mm。

3. 年龄：年龄越小发现远视储备低，眼轴增长快，以后越容易近视。

4. 遗传：父母一方或双方都近视，父母近视度数越高孩子越容易近视。

5. 用眼习惯:阅读距离 < 20cm 和持续阅读 45 分钟以上。

6. 户外活动:平均每天不足 2 小时户外活动。

7. 教育:高强度教育环境,重点学校儿童。

8. 双眼视功能:调节反应下降、调节滞后增加、高 AC/A 者容易近视。

9. 种族:东亚儿童更容易近视。

问题 2

## 为什么说儿童近视越早干预越好?

大家都知道儿童发生近视的年龄越小,近视发展速度越快,成年后近视度数也越高。但有没有量化、具体的数据呢?

Jensen H(1995)有一项对 159 名丹麦儿童追踪 8 年的研究,发现在不到 6 岁就已经近视的儿童中,有 54.5% 的儿童 8 年后发展为高度近视了。Donovan (2012)做了有关儿童近视进展的荟萃分析,这些研究报告了亚裔和欧洲裔城市儿童配戴框架眼镜的近视进展率,该分析纳入了 20 项研究、14 项干预试验和 6 项纵向观察研究的数据来分析儿童近视进展的速度。结果显示,近视进展速度随着年龄的增长而下降,进展量 $=-0.014 \times$ 年龄$^2+0.39 \times$ 年龄 $-3.16$ (亚洲儿童),即一个 8 岁的亚洲儿童近视进展约 100 度 / 年。

Chua(2016)的一个"大数据"的研究中,对 928 名 7 ~ 9 岁的新加坡儿童进行追踪,直到他们 11 岁。有 63.4% 的儿童在 8 岁或 8 岁后发展为近视,这些儿童的近视平均发病年龄为(8.0 ± 1.4)岁。这说明近视低龄化严重,儿童初发近视年龄已经下降到 8 岁了,而且预计还会继续下降。近视发生是大概率事件,所以更常见的问题不是会不会近视,而是什么时候会近视。该研究从 7 岁追踪到 11 岁,至少进行了 4 年,而文章是 2016 年发表的,可推算至少是从 2012 年初就开始进行研究数据采集了。按目前的流行病学调查数据看,我国的儿童近视情况一年比一年糟糕,现在的结果只会比该文章所报道的还要严重。

所以,家长们应该早点儿对孩子的近视情况重视起来,没近视的要推迟近视的发生,每晚 1 年发生近视以后近视程度都会轻很多。

儿童近视,越早干预越好。

问题 3

## 儿童平均几岁开始近视?

门诊有家长询问,儿童平均几岁开始近视的? 我们正好阅读过一个近年大规模的在上海进行的流行病学调查,很有代表性,能回答这个问题。

Yingyan Ma 等(2016)在上海嘉定区实施了一项大规模调查。研究者于2013 年 11—12 月在上海嘉定区进行了横断面研究,随机选取了 7 所幼儿园和7 所小学,纳入了 3 ~ 10 岁的 8 267 名中国儿童进行调查。被调查的儿童都做了远视力检查、主观验光和睫状肌麻痹验光(扩瞳验光)。以下我们来一一解读这些调查数据。

### 一、不同年龄上海儿童近视患病率

研究发现,我国各地区儿童近视患病率在 6 岁前大概在 5% 以内,都不算高(仅新加坡略高),但 6 岁后都出现逐年大幅提高的趋势,到 10 岁时,上海近视儿童超过 50%。

### 二、上海儿童平均近视发病年龄

在该研究中,上海儿童大约在 8.5 岁时,平均睫状肌麻痹验光屈光度变为小于 0D 的近视状态。所以,可以认为上海儿童的平均近视发生年龄是 8.5 岁。这个结果与新加坡的学者 Chua S Y(2016)的调查结果一致。

### 三、还有很多家长不接受给儿童做睫状肌麻痹验光

值得注意的是,在该研究中,接受给儿童做睫状肌麻痹验光的家长比例仅在 46% ~ 71%。儿童尤其是低年龄的儿童更需要做扩瞳验光;但调查研究中的情况却恰恰相反:同意并接受给孩子做扩瞳验光的家长不多,而且年龄越小儿童的家长接受扩瞳验光的比例越低。

我们已经多次提到,儿童睫状肌麻痹验光(扩瞳验光)是建立屈光档案的医学常规,对孩子的眼睛健康无害。所以,科普还需要继续大力推进。

### 四、有约三分之二的需要戴镜的近视儿童未戴眼镜

另外还有一个现象也值得重视。在这一人群中,需要眼镜的儿童中只有不到三分之一在配戴眼镜。在视力较好的眼中,未矫正视力低于0.5的人群中,嘉定区只有28.7%的人戴眼镜,与北京顺义的数据(29.3%)相近,但低于广州(65.9%)和广东省(46.5%)的数据。

我国家长普遍认为儿童戴眼镜有害,会越戴越近视,这可能是这些近视儿童戴镜率低的原因。

## 问题4

### 定期给孩子验光就能监控近视进展了吗?

人眼屈光度≈角膜曲率+晶状体屈光力+眼轴。一般来说,角膜曲率在3岁以后就趋于稳定,变化不大,所以对儿童来说,晶状体屈光度和眼轴都会影响屈光发育,而且两者的变化关系不是线性的,是独立的指标。因此,临床上常常会出现眼轴增加而近视度数不增加的情况,也会出现眼轴少量增加而近视度数增加很快的情况。

#### 一、眼轴增加而近视度数不增加

儿童年龄越小,眼轴的增长速度越快,但晶状体的屈光力也同时下降以代偿眼轴增长所带来的近视。

所以,当晶状体屈光力下降正好能代偿眼轴增长的时候,表现为近视度数不增加。即使眼轴增长的确比较快,也会出现近视增加不多的情况。

即:近视(不变)=角膜曲率(不变)+晶状体屈光力(下降)+眼轴(增长)

儿童眼轴增长最快的时间其实并不是发生近视时,而是近视发生前1~2年和近视发生后的1年。比如,一个8岁的孩子刚刚检查发现近视了,那么他的眼轴其实在6~7岁时就开始快速增长了,只是因为晶状体的屈光力也在下降做代偿,所以近视在6~8岁期间没有出现。

#### 二、眼轴少量增加而近视度数增加很快

晶状体屈光力下降对眼轴增长的代偿作用不是一直都存在的,一般到12

岁以后,晶状体的发育也趋于稳定,而逐渐失去了代偿眼轴增长所带来的近
视。这时眼轴的增长会直接带来明显的近视增长。所以会出现:眼轴增长不多,
但近视增加快的情况。

比如,一个 14 岁的儿童,屈光发育已经趋于稳定,但是如果因为近距阅读
压力大(作业多)且没有保持良好的用眼习惯,眼轴也会增加,但是由于没有晶
状体屈光力下降的代偿作用,会表现出近视的快速增加。

对于不同年龄的儿童来说,每 1mm 的眼轴增长,所带来的近视是不同的,
年龄越小,眼轴增长带来的近视增长量越少。目前的研究认为,8 岁儿童每
1mm 的眼轴增长,带来 150 度的近视增长;而 14 岁儿童每 1mm 的眼轴增长,
会带来 250 度的近视增长。

所以,坊间流传的"眼轴增加 1mm 等于近视增加 300 度"说法,其实是不
准确的。

### 三、定期测量眼轴、角膜曲率和睫状肌麻痹验光才能全面地监控儿童近视进展

近视主要是由角膜曲率、晶状体屈光力、眼轴三个因素影响决定的,所以
如果只是定期验光,对于监控儿童的近视进展还是不够的。只有定期建立儿
童屈光发育档案,包括测量角膜曲率、眼轴和睫状肌麻痹验光,才能全面监控
儿童近视进展,了解三者的动态变化,对近视发生预警并提供近视防控的客观
依据。

角膜曲率和眼轴可以通过眼球生物测量设备获得,结果稳定、重复性高,
是相对可靠的客观检查。

## 问题 5

### 不同年龄儿童眼轴的正常值应该是多少？
### 每年增长多少算是正常的？

门诊常常会遇到家长询问孩子眼轴增长情况,是否正常还是增长得过
快？ 比如:孩子 8 岁,眼轴 1 年增加了 0.4mm,这是快还是慢？ 这个问题问的
是:有没有不同年龄儿童眼轴和年增长量的正常值标准？

我的朋友圈一直流行着这样一张儿童眼轴发育均值表(表 2-5-1),很多视

光从业人员和家长都在用这个表作为参考标准。那么这个表中的数据对吗，有无参考价值？

如果不对的话，有没有不同年龄儿童眼轴和年增长量的正常值标准的研究给予参考？

表 2-5-1　儿童眼轴发育均值表

1985版儿童眼轴对照表（下限均值差异过大3岁前儿童去掉上下20%后均值）

单位:mm

| | 年增长均值 | 平均 V 值 | 眼轴标准均长 | 上限均值 |
|---|---|---|---|---|
| 出生第1年 | 0.6 | 9 | 12.6 | 无数据 |
| 1～满2周岁 | 0.6 | 10.5 | 17.7 | 无数据 |
| 3～满4周岁 | 0.5 | 11.5 | 18.7 | 20.5（参考） |
| 5～满6周岁 | 0.4 | 12.4 | 19.6 | 21.1 |
| 7～满8周岁 | 0.4 | 13.1 | 20.3 | 21.5 |
| 9～满10周岁 | 0.4 | 13.9 | 21.1 | 22.0 |
| 满11周岁 | 0.3～0.4 | 14.3 | 21.6 | 22.4 |
| 满12周岁 | 0.3～0.4 | 14.6 | 22.0 | 22.6 |
| 满13周岁 | 0.3 | 15.0 | 22.4 | 22.9 |
| 满14周岁 | 0.3 | 15.3 | 22.7 | 23.2 |
| 满15周岁 | 0.2～0.3 | 15.6 | 23.0 | 23.6 |
| 满16周岁 | 0.2～0.3 | 15.85 | 23.3 | 23.9 |
| 满17周岁 | 0.2 | 16.1 | 23.5 | 24.1 |
| 满18周岁 | 0.2 | 16.3 | 23.7 | 24.3 |
| 满19周岁 | 0.1 | 16.5 | 23.8 | 24.5 |
| 满20周岁 | 停止 | 16.6 | 24 | 24.7 |

一、1985版儿童眼轴发育均值表可靠吗？

我们在网上很容易就找到了这张表，但很遗憾没有找到这个研究的文章，也未找到作者信息，也未找到 1985 年左右的与这个儿童眼轴发育均值表相关的研究论文。就目前这些信息我们有几个疑问：

1. 1985 年还没有今天我们广泛使用的光学生物测量工具。

1996 年版《眼科全书》（李凤鸣主编，人民卫生出版社）中有关眼轴测量的技术内容，仅报道最早 1938 年开始用 X 射线来测量眼轴，但非常不准。后面讲了多数用超声测量，但没有讲光学生物测量技术，相信 1985 年时应该没有使用非接触的光学生物测量工具的情况。

2. 用传统的 A 超测量眼轴，需要儿童固视，并需要用 A 超探头直接接触角膜才能测量。这种方法下低龄儿童完全没法配合测量，即使真测量出来了，准确性和重复性也很难让人信服。

即使 1985 年就有光学生物测量设备，还是难以对 3 岁以下儿童进行测量，按我们的临床经验，低龄儿童非常难以配合。

3. 1985 年时，要组织大样本的从 1 ～ 20 岁的各个年龄儿童来进行这些测量很难，即使是在 36 年后的今天也不容易完成。

## 二、很难获得准确的儿童正常眼轴值和增长量

其实，观察儿童的正常眼轴值和增长量还是一件比较困难的事，这是因为：

1. 儿童眼轴在近视前 1 ～ 2 年就会快速增加。按 Rozema J（2019）的研究，近视者的眼轴增长在不同时期都比正视者快，比如：正视者 8 岁时，每年眼轴生长（0.12 ± 0.24）mm，而 10 岁发生近视的儿童，其 8 岁时的眼轴每年增长（0.35 ± 0.29）mm，比正视者高很多。也就是说，在采集眼轴数据时，我们无法预知未来孩子的近视进展情况，采集出来的数据很难分辨哪一个是"正常值"。近年来，我国近视患病率逐渐攀升，近视越来越低龄化，很难找到一直都不近视的正常儿童了。所以，采集的眼轴数据很难说是否是"正常生理增长值"。

2. 不同个体的眼轴发育年龄高峰可能有比较大的差异。这就有些类似青春期的发育，有的孩子小学 5 年级就开始猛长个子，而有的孩子初二才开始长个子。身高发育的时机个体差异很大。按目前我们读到的文献来看，眼轴发育可能也有类似的规律，不同个体间可能会相差 2 ～ 3 年或更多。

## 三、不同年龄儿童的眼轴年增长平均值

但如果不区分生理性眼轴增长和近视性眼轴增长的话，我们的确可以找

到不同年龄儿童的年眼轴增长平均值的调查研究。

S M Saw 等（2005）在新加坡开展了一项由 1 979 名儿童参与的连续跟踪 3 年的大样本调查,调查开始时有 665 名近视儿童和 1 314 名未近视儿童。

调查结果发现:7 岁儿童眼轴 3 年累计进展 1.12mm;8 岁儿童眼轴 3 年累计进展 0.89mm;9 岁儿童眼轴 3 年累计进展 0.69mm;年龄越小,眼轴进展越快。

此外,男童眼轴 3 年平均累计进展 0.85mm;女童眼轴 3 年平均累计进展 0.94mm,女童眼轴进展速度比男童快。

中国儿童眼轴 3 年累计进展 0.91mm;国外儿童眼轴 3 年累计进展 0.77mm;中国儿童眼轴进展速度更快。

对这些儿童 3 年连续观察屈光度变化,结果发现:所有年龄的儿童第一年的屈光度变化平均值是 -0.88D,第二年是 -0.67D,第三年是 -0.48D。规律是,随年龄增加,近视进展量也会逐渐减少;年龄越小,近视进展越快。

## 小结

1. 目前还没有不同年龄儿童每年的眼轴生理性增长量标准。

目前还没有足够多的研究给出一个不同年龄儿童如果一直不近视,每年的眼轴生理性增长量应该是多少的精确标准。

今天,近视患病率如此高,这种研究太难做。一个可行的方法也许是:大样本,持续多年观察儿童的屈光度和眼轴的增长情况,一直到成年,把那些一直到成年都没有近视的人的数据拿出来统计分析,才能得到眼轴的生理性增长量。然而,考虑到今天高发的近视患病率,一直到成年都不近视的人太少,这就意味着需要更加庞大的样本量才能完成研究,所以可能成本很高,耗时太长,难以进行。

儿童近视进展的本质是眼轴增长过快,超过了生理性的眼轴增长量。结合前面的问题"儿童平均几岁开始近视的?"提到的研究结论,我国东部沿海发达地区的儿童近视患病率、发病率已接近新加坡儿童的情况,所以上述 S M Saw 等（2005）研究中的数据有参考价值,即目前我国儿童眼轴年增长量普遍是过快的。

2. 眼轴增长量是儿童屈光发育的重要指标。

按流行病学的调查结果,7 岁儿童眼轴 3 年平均进展 1.12mm;8 岁儿童眼轴 3 年平均进展 0.89mm;9 岁儿童眼轴 3 年平均进展 0.69mm,这是一个不小的眼轴增长量。儿童的晶状体屈光度会在发育的过程中下降以代偿眼轴增长带来的近视,所以仅看近视度数增长会感觉变化不大。

很多家长还不了解眼轴是评价儿童近视进展的重要指标。按该研究的数据来看,如果仅仅看屈光度的变化,家长会认为儿童近视平均每年进展 88 度并不算严重;但如果看眼轴变化,7 岁儿童 3 年眼轴累计增长 1.12mm 是不容忽视的。眼轴如超过 26.5mm,60 岁后很容易并发黄斑病变和视网膜脱离,导致不可逆的视觉损伤。

3. 给儿童测量眼轴不可或缺。

门诊常见近视度数变化不大或无变化但眼轴增长很快的儿童。有不少观察 1 年近视度数无变化,但眼轴增长在 0.6mm 甚至 0.8mm 的案例。很多家长只关注近视变化,会认为这种近视不变化或少变化的情况很好,但当我们考虑到眼轴的变化后,就不能说"近视没增加,很好,不用管了"……

所以,需要再次强调,眼轴测量是儿童屈光发育档案建立不可或缺的一环!

## 问题 6

### 为什么宅家、上网课更容易近视?

#### 一、上网课容易促进近视

孩子在家上网课与在学校上课是不同的。在学校上课,即使坐第一排,眼睛到黑板的距离至少也有 2 ～ 3m。此时的调节刺激 =1/ 阅读距离,即 0.3 ～ 0.5D,这个调节刺激量很小,即近视刺激量只有 30 ～ 50 度,所以说看黑板基本算是一个看远的行为,而上课期间孩子多数时间是在看黑板,少数时间是在写作业。

在家上网课则不同了。很多家长是给孩子在电脑或平板电脑,甚至手机上上网课的。一般电脑屏幕与眼的距离是 50cm,而平板电脑、手机就更近了,眼睛到屏幕的距离可能只有 20 ～ 30cm,即调节刺激 =1/ 阅读距离,2 ～ 5D,近视刺激量达到 200 ～ 500 度,这就比较大了。这就是说,上了网课以后,孩子大多数时间是在看近,近视刺激很大,这是网课促进近视的原因之一。

解决方案:

减少用电脑或平板电脑上网课,有条件的改用电视或投影仪给孩子上网课,保持和在学校上课同样的用眼距离,这样可以保持眼睛到屏幕的距离在2.5m以上,使得上网课时的调节刺激减少到1/2.5=0.4D以下。

"20-20-20"法则:每近距离阅读(写字、读书、用手机、用电脑等)20分钟,眺望20英尺(6m)以外20秒。

"一拳一尺一寸":读书写字时,胸口距离桌子一拳;眼睛距离书本一尺(33cm);握笔手指距离笔尖一寸距离。其中最重要是"一尺"——33cm的阅读距离。

### 二、宅家就意味着户外活动少了

户外活动是预防近视的有效方法。我们出版的《儿童近视防控——从入门到精通》中详细说明了近年来在近视预防上的重大发现——户外活动可以有效预防近视发生。而疫情期间宅家必然减少户外活动,造成近视进展增加。

解决方案:利用网课的课间时间在阳台、露台有阳光的地方远眺或活动,等效于户外活动。如没有条件,也可以在窗边远眺。

### 三、冬天近视进展最快

冬天昼短夜长,儿童更容易待在家里,户外活动大幅减少,所以冬天是儿童近视进展最快的时期,流行病学调查研究发现,夏季的近视进展约为冬季的60%,冬天近视很容易增长。

解决方案:冬天要加强户外活动,更要注意用眼卫生。

## 问题 7

### 上网课用投影仪好还是电视好?

### 一、用电视或投影仪上网课是否比用平板电脑或电脑更好?

新型冠状病毒感染疫情期间,学校都改为网课教学了。为了保护孩子的视力而避免近视,很多家长给孩子在电视或投影仪上上网课。问题来了:这样是否能防控近视? 如果能的话投影仪和电视哪个更好?

我们出版的《儿童近视防控——从入门到精通》中提过,阅读距离过近是造成儿童近视的常见原因,如果能把阅读距离拉远,肯定是有近视保护作用的。研究表明,在3.5m以外看电视,是近视的保护因素,即:只要观看距离在3.5m以上,电视看得多,反而还越不容易近视。

一般来说,电视/投影屏幕到眼睛的距离一般都在3m以上,所以,用电视/投影仪上网课、做作业肯定是有近视防控作用的。尤其是在疫情期间,有近视防控作用的户外活动减少了,我们推荐有条件的家庭都给孩子用电视/投影仪上网课,肯定比近距离使用的电脑和平板电脑、手机好。

所以,从用眼距离、近视防控的角度看,选择的优先顺序依次是:投影仪>电视>电脑>平板电脑>手机。

## 二、投影仪和电视哪个更好?

投影仪和电视有一些不同之处:

投影仪的性能参数较多,这些参数代表的是投影仪画质的特性,以下从投影仪的参数来分析使用投影仪上网课的优缺点。

### (一)投影画面尺寸

投影画面尺寸是指投影仪投出画面的大小,主要有最小图像尺寸和最大图像尺寸,一般用对角线的尺寸表示,单位是英寸(1英寸≈2.54cm)。最小画面尺寸和最大画面尺寸是由镜头的焦距决定的,在这两个尺寸之间投射的画面可以清晰聚焦,如果超过这个范围,则会出现画面不清晰和投影效果差等情况。

比如,我自己用的短焦距投影仪可以在1.22m的距离投射出100英寸的画面,所以即使房间小也可以用。

画面尺寸越大,则"视标"越大,眼睛看起来越省力、越舒服,但画面尺寸越大也要求观看距离越远,如果居家面积不大的话,则没法在足够远的距离观看。

投影仪的画面一般都比电视大很多。

不论电视还是投影仪,我们建议上网课的观看距离在3m以上。

### (二)投射距离

投射距离越远,投影画面尺寸越大;反之,投射距离越近,投影画面尺寸越小。

对于家庭来说,居住的面积是有限的,投影仪到屏幕之间的距离并不大(一般不会超过4m),所以要根据居家面积来选择投影仪的最短投射距离(与投影仪的镜头焦距有关)。

## （三）输出分辨率

输出分辨率是指投影仪投出图像的分辨率，**分辨率越高越清晰**。目前，市场上应用最多的为 SVGA（分辨率为 800 像素 ×600 像素）和 XGA（分辨率为 1024 像素 ×768 像素）两种，一般 XGA 价格比 SVGA 高一倍左右。

如果经济条件允许，建议购买物理分辨率为 XGA 标准的投影仪，它的显示效果更清晰、亮丽，画质效果更好。

## （四）扫描频率

投影仪电子束在屏幕上从左至右的运动称为水平扫描，每秒钟扫描的次数叫作水平扫描频率。一般来说，视频投影仪的水平扫描频率是固定的，为 15.625kHz（PAL 制）或 15.725kHz（NTSC 制）。

投影仪电子束在进行水平扫描的同时，还会从上向下做扫描运动，这一过程称为垂直扫描，每扫描一次形成一幅图像。每秒钟扫描的次数就叫垂直扫描频率，也叫作刷新率，单位用 Hz（赫兹）表示。同样，垂直扫描频率越高，图像越稳定，眼睛越不容易察觉到"闪烁"，越不容易视疲劳。所以刷新率越高越好，一般刷新率不能低于 50Hz。

## （五）亮度

亮度是投影仪的一个重要性能参数，使用单位 lm（流明）表示。投影仪的亮度表现受环境影响很大，并且画面尺寸越大，亮度也越暗。要想提高投影仪的亮度就要缩小画面尺寸以"集中亮度"。

亮度不够时，如果白天环境光线比较亮，这时使用投影仪就看不清楚了。这是投影仪不如电视机的"硬伤"，所以使用投影仪时，要有比较好的遮光窗帘，保证环境光线足够暗，投影仪的图像画质才会好。否则看起来会觉得灰蒙蒙一片，容易视疲劳。现在孩子们上网课都是日间上课，所以环境光线会比较亮，而投影仪亮度是不如电视机的，用起来就不够清晰，视觉效果不如电视机。所以，如想用投影仪的话，家里遮光一定要做好，保证屋子里够暗。

但要注意：环境光线暗，有利于投影仪的画质效果，观看屏幕舒适，但是如果孩子还需要看近距离的书本或做作业的话，近距离用眼的照度又不够了。这是一个矛盾。如要解决这个矛盾，可以在近距离放一台阅读台灯。

高亮度可以使投射图像清晰亮丽，当然，亮度越高投影仪也越贵。但高亮度投影仪在家庭房间等小环境中使用时又会显得刺眼，也容易造成眼睛疲劳。因此，根据客厅具体面积的不同，家用 LED 投影仪亮度一般控制在 500～1000lm，亮度太高或太低都不太适合。

（六）对比度

反映投影仪所投影出的画面最亮与最暗区域之比，其对视觉效果的影响仅次于亮度参数。一般来说，对比度越大，图像越清晰醒目，色彩也越鲜艳。

（七）灯泡类型和寿命

投影仪的灯泡是耗材，一般能正常使用 3 年以上，灯泡的种类主要有金属卤素灯泡、UHE 灯泡和 UHP 高能灯。

金属卤素灯泡价格便宜，一般使用 2000 小时亮度会降低一半。UHE 灯泡价格适中且发热低，在使用 2000 小时后亮度几乎不衰减，是目前广泛采用的理想光源。UHP 高能灯发热较少且使用寿命长，一般可以正常使用 4000 小时以上，并且亮度衰减很小，但价格昂贵。

投影仪的灯泡是需要定期更换的。如果灯泡使用时间过长，亮度会明显下降而导致观看不适。而且灯泡是投影仪唯一的耗材，其寿命直接关系到投影的使用成本，所以还要考虑灯泡使用寿命和更换成本。

（八）投影幕

使用投影仪需要足够大面积的"白墙"或悬挂投影幕，这会受到居家面积和装修风格的影响。

小结

儿童上网课时，观看距离越远，近视保护效果越好，所以投影仪／电视机是优于电脑和平板电脑、手机的。

居家面积、环境光线、装修等都对选择投影仪有影响。

投影仪参数较多，需要根据使用环境来选择和调整。

所以，究竟是电视机好还是投影仪好，还不好"一刀切"一概而论，得根据各家庭的居住环境、经济条件而定。

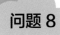

问题 8

补充维生素 A 可以防控近视吗？

有家长问：周围很多家长都在给孩子吃维生素 A，据说维生素 A 对眼睛好，能防控近视。他们的孩子连续吃了一段时间的维生素 A，近视的确没增加，可以吃吗？

一、维生素 A 对眼睛的作用

维生素 A 可通过摄入多种食物补充,比如:绿叶蔬菜、橙色蔬菜(胡萝卜、红薯、南瓜)、鸡蛋、哈密瓜等。市场上也有很多商品化的维生素 A 营养素(保健品)。

维生素 A 的确在我们的视力形成中起着重要的作用。眼睛需要产生特定的蛋白质(视紫红质)才能正常工作,才能看到全光谱的光。而缺乏维生素 A 会阻止这些蛋白质的产生。当维生素 A 缺乏时,儿童可能会出现暗适应下降,严重的还会出现夜盲症。

注:视紫红质(rhodopsin)是一种结合蛋白,由视黄醛和视蛋白结合而成,其中视黄醛由维生素 A 氧化而形成,是维生素 A 的醛化合物。

维生素 A 还对角膜有营养作用;如果没有足够的维生素 A,眼表上皮细胞的完整性会受到破坏而无法保持眼表的湿润度。比如:角膜软化症(图 2-8-1)就是一种缺乏维生素 A 造成的角膜疾病,早期角膜、结膜上皮干燥变性,晚期会出现角膜基质细胞坏死甚至角膜穿孔。

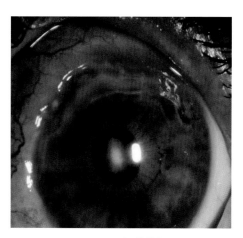

图 2-8-1　角膜软化症

维生素 A 缺乏是全世界儿童可预防盲的主要致病原因之一。据估计,每年有 25 万～ 50 万儿童因缺乏维生素 A 而失明,其中有一半儿童在致盲后的 1 年内死亡。

孕妇缺乏维生素 A 可导致夜盲症,并可能导致孕产妇死亡。维生素 A 缺乏也会损害免疫系统,会增加疟疾、麻疹和痢疾的患病率。

## 二、哪些人会缺乏维生素 A？

维生素 A 缺乏是非洲和东南亚发展中国家的一个大问题。低收入国家的儿童和孕妇面临的风险最高。我国近年来综合国力高速发展，维生素 A 缺乏症已经很少见了。

## 三、维生素 A 与儿童近视防控无关

但是，维生素 A 和近视的发生发展没有关系，目前也未见医学证据证明维生素 A 能防控近视。

有家长说孩子吃了维生素 A 后近视不增加了，可能是其他原因（用眼卫生习惯改善、年龄、OK 镜、阿托品滴眼液等），与吃维生素 A 无关。

要注意，维生素 A 是脂溶性的，不能过量服用，吃多了会中毒。

### 小结

维生素 A 与视网膜感光、角膜、结膜上皮等都有关系，是一种有益于眼睛的营养素，但是与近视无关。

所以，只要不偏食挑食，儿童不用特意去补充维生素 A，没有特别的情况我们不推荐专门购买维生素 A 服用。

## 问题 9

### 还没有近视，但已经没有远视储备的孩子可以用低浓度阿托品做近视预防吗？

近年来，低浓度阿托品作为一种新的儿童近视控制的药物手段逐渐进入大众视野。国际上关于低浓度阿托品对儿童近视控制的研究也很多，且目前都取得了一致的结论：①低浓度阿托品对儿童近视（屈光度）进展有控制作用，但对眼轴增长的抑制作用不明显；②阿托品的浓度越高，近视控制效果越好，但相应的扩瞳、睫状肌麻痹等副作用也越明显。

有的家长询问，孩子还没近视，但扩瞳验光发现已经没有远视储备了，医生说孩子目前"站在近视的边缘，马上要近视了"，这种情况医学上称为临界性近视，是否也可以用低浓度阿托品预防近视或推后近视发生的时间？

## 一、低浓度阿托品有近视预防作用吗?

对于这个问题,我们搜索了相关的文献。

Fang(2010)对临界性近视的儿童,使用或不使用0.025%浓度的低浓度阿托品做了队列研究。研究者对50例6～12岁还未近视的儿童(等效球镜度<+1.00D,柱镜1.00D以内)使用或不使用0.025%阿托品作为近视预防性的使用观察1年。结果发现:阿托品组的近视发生率是21%而对照组是54%;阿托品组仅8%的人年近视化进展量>50度,而对照组有58%的人年近视化进展量>50度。所以,作者认为使用0.025%阿托品滴眼液可预防儿童近视。但该研究的不足之处是样本量太少,才50例,我们期待更多的研究。

## 二、什么样的近视进展被视为快速呢?

儿童的眼轴是有生理性增长的,即使是不近视的儿童,眼轴也会自然增长。所以,对于儿童近视进展来说,屈光度和眼轴是相对互相独立的指标,近视增加和眼轴增长速度可以不一致。《近视管理白皮书(2019)》中提道:近视度数增加每年大于75度为近视进展快速;小于等于50度为进展缓慢。但《白皮书》中并未提及以眼轴为评价的标准,目前也未查到相关的文献报道。

Jos Rozema(2019)的研究发现,一直都保持正视者,8岁时,每年眼轴生长0.12mm±0.24mm,而10岁发生近视的儿童,他们8岁时眼轴每年增长0.35mm±0.29mm,比正视者高很多,两者的眼轴"自然增长"速度是不同的。所以近视儿童或未来会近视的儿童,眼轴的"自然增长"会快于一直正视的儿童,也就是说,"潜在近视"的儿童眼轴的自然增长也更快。

这就带来一个困惑:由于无法预知未来,无法准确预测儿童未来是否会近视——几岁会开始近视?最终近视会是多少度?我们很难有一个明确的眼轴正常值,很难有一个眼轴正常增长速度标准。科学研究可以回溯那些后来近视的儿童没有近视时的眼轴增长速度,但临床中却没法预测未来。

研究发现,眼轴增长是领先于近视发生的,所以如果屈光度没有变化(近视未增加,或还未近视),但眼轴增长很快,仍然有近视干预的需要。

## 三、临界性近视的儿童是否都适合使用低浓度阿托品控制近视进展呢?

我们认为,更重要的是先评价儿童眼轴/近视进展的速度,而不是仅仅通过一次静态的检查结果就判断是否使用低浓度阿托品干预。可以每 3 个月验一次光、测量一次眼轴,看近视进展的速度。

这样做有两个好处:

1. 近视进展快速、眼轴增长快的,才值得用低浓度阿托品预防;

2. 有了连续观察的数据,有了屈光度、眼轴的变化数据,才能对照使用了低浓度阿托品是否对近视进展有抑制作用,是否真正起到了预防作用。

比如,同时有两个家长带孩子来检查:

A,8 岁。裸眼视力 1.0,角膜曲率 43.50D,眼轴 23.00mm,睫状肌麻痹后验光 –0.25D。

B,8 岁。裸眼视力 1.0,角膜曲率 40.50D,眼轴 24.50mm,睫状肌麻痹后验光 –0.25D。

这两个孩子都是 8 岁,裸眼视力都是 1.0,睫状肌麻痹验光(扩瞳验光)都是 25 度近视,算正视眼,不诊断近视。如果比较眼轴的话,B 的眼轴明显是偏长的,因为 B 的角膜曲率平坦抵消了眼轴长带来的近视,B 的家长会很焦虑。

两个孩子都是第一次来门诊检查,我们获得的检查结果更多的是一个静态结果,就这些检查结果来说,无法预测哪个孩子会近视进展得更快。也许是眼轴长的 B 近视增长得比 A 快,因为可能其眼轴增长的过程早已经启动了,但这不是绝对的,也的确会出现 A 的眼轴增长更快的情况。所以,我们建议观察 3 个月,看眼轴和屈光度的动态变化情况。

3 个月后再复查,A 眼轴增加了 0.12mm,B 眼轴增加了 0.05mm,而两者的屈光度都没有变化,仍然保持正视,这是因为晶状体屈光度下降代偿了眼轴增长带来的近视。按上述经验,A 就是属于需要干预的,是可以考虑使用低浓度阿托品做近视干预的。在 A 使用低浓度阿托品一段时间后,再观察其屈光度、眼轴的变化。比如,A 使用低浓度阿托品 6 个月后,眼轴又增加了 0.1mm,与之前 3 个月眼轴就增加 0.12mm 对比,就可以评价这个干预的效果。

## 小结

低浓度阿托品有近视预防作用,但还需要进一步的大样本临床研究确认。

一般先评价儿童眼轴 / 近视进展的速度,再决定是否需要用低浓度阿托品做临床干预。

## 问题 10

### 低浓度阿托品控制的是眼轴还是近视度数？

阿托品对儿童近视进展的控制效果早已进入大众视野,虽然我国药监部门还未批准药企生产低浓度阿托品用于儿童近视控制,但一系列国际研究已经揭示低浓度阿托品对儿童近视控制很有应用前景。但是,低浓度阿托品对儿童的近视控制作用具体体现在眼轴还是屈光度呢?

一系列不同浓度的阿托品研究都体现了对儿童近视屈光度进展的控制作用,即使 0.01% 阿托品也有 50% 近视(屈光度)控制率。但如果是用眼轴来评价,结果就不一样了。图 2-10-1 中,虚线表达的是不同浓度的阿托品对眼轴的控制率,实线表达的是不同浓度的阿托品对屈光度的控制率。

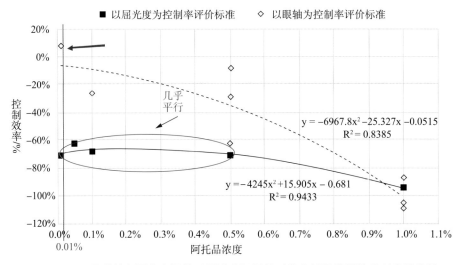

图 2-10-1　用眼轴和屈光度评价不同浓度阿托品对儿童近视进展的控制作用比较

可以看到,虚线是随着阿托品浓度的增加明显倾斜向下的,而且斜率比实线大,说明阿托品浓度越高,对眼轴的控制效果越好。而 0.01% 浓度的阿托品,对眼轴没有控制效果(菱形空框表达的是 0.01% 阿托品的眼轴控制率,是大于 0 的)。再看用实线表示的屈光度变化,我们看到 0.01%、0.05%、0.1% 和 0.5% 阿托品浓度间的曲线几乎是平行的,即在 0.5% 浓度以内,阿托品对近视屈光度的控制作用差别不大,而浓度要进一步增加到 1% 才能增加对屈光度的控制作用。

小结

眼轴增长与近视并发症密切相关。

低浓度阿托品主要对近视屈光度有控制作用,而对眼轴增长的控制作用差。

高浓度阿托品对眼轴、屈光度都有控制作用,但副作用大,停用后有明显的反弹效应,不宜应用于临床。

角膜塑形对眼轴的控制作用明显(详见《儿童近视防控——从入门到精通》),低浓度阿托品联合角膜塑形是我们目前推荐的最佳组合。

## 问题 11

### 孩子用过 0.01% 阿托品做近视控制,但效果不好,可否改用高浓度阿托品?

有家长问:孩子用过 0.01% 阿托品做近视控制但效果不好,可否换用高浓度阿托品做近视控制? 为此,我们查阅了最新的研究文献,搜索了连续较长时间使用高浓度阿托品做儿童近视控制的研究报告。

#### 一、使用高浓度阿托品近视控制治疗 3 年结果

近年来,已有大量的临床研究认为阿托品是儿童近视控制的一个有效方法。最近,荷兰鹿特丹伊拉斯谟医学中心(Erasmus Medical Center)发表的一篇文章揭示了儿童用高浓度阿托品做儿童近视控制的 3 年前瞻性观察研究结果。

这个研究的特点是:①使用的是 0.5% 高浓度阿托品;②连续使用较长时间(3 年)。

该研究纳入了 124 名 5 ～ 16 岁的儿童,平均年龄 9.5 岁。这些儿童近视进展快,近视进展≥1D/ 年(每年增加 100 度近视以上)或近视≤-2.5D(250度以上近视)或 11 岁以上近视≤-5D(11 岁 500 度以上近视),给予 0.5% 的阿托品滴眼液,每晚睡前滴双眼各 1 次。

本研究多数是欧裔白人儿童（占 66.9%），亚裔儿童仅占 10.5%，这与目前主流的对亚洲儿童的研究不同。

近视控制效果的评价标准为：

近视进展大于 1D/年（每年增加 100 度以上），眼轴增长 ≥0.3 mm/年——近视控制效果不佳；

近视进展 0.5 ~ 1D/年（每年增加 50 ~ 100 度），眼轴增长 ≥0.2 ~ 0.3 mm/年——近视控制效果中等；

近视进展小于 0.5D/年（每年增加小于 50 度），眼轴增长 < 0.2 mm/年——近视控制效果良好。

1 年后按眼轴控制效果调整阿托品的浓度。对于近视控制效果良好的儿童，阿托品浓度每 6 个月调整一次浓度，逐渐减小，浓度分别调整为 0.25%，0.1%，0.01%。近视控制不佳的，1 年后改用 1% 阿托品。

124 名儿童中有 89 名（71.8%）儿童完成了连续 3 年的治疗和随访。这些儿童的等效球镜度年平均进展为 –0.25D；眼轴年平均进展为 0.11 mm。其中有 32 人（36.0%）近视控制不佳，1 年后改用 1% 阿托品；其中 26 例（29.2%）患者在加浓度后表现出近视控制效果，之后阿托品浓度逐渐降低。所有患者未见近视进展反弹的情况。

3 年间等效球镜度和眼轴的变化结果为：用 0.5% 阿托品的儿童，在开始用药前 1 年，近视增长很快（平均近视增加 –1.06D），而用药后第一年近视几乎无增长，后面 2 年也控制很好。眼轴控制表现与等效球镜度一致。3 年的追踪观察，近视控制效果良好率在 53% ~ 76%，近视控制效果不佳率在 9% ~ 22%。

## 二、高浓度阿托品的副作用

17 名儿童停止治疗退出了研究，主要是因为畏光严重。另外，还有 9 名儿童发生了过敏性结膜炎（推测可能与防腐剂苯扎氯铵有关）。研究结束而停药后，症状都消失了。研究中无影响心脏、肺或肠道的严重系统性不良事件。完成 3 年研究的儿童，多数在治疗头几个月有畏光主诉，但 3 个月后能适应，畏光主诉消失。

研究中，医生都建议儿童配戴光致变色渐进多焦点眼镜以处理调节力减弱的问题，同时建议其户外活动时戴帽子处理畏光的问题。

### 三、阿托品对欧洲人近视进展的影响比亚洲人低吗?

在亚洲随机试验中,0.5% 阿托品的年进展率为 - 0.22D/ 年,在其他亚洲研究报告中为 –0.24D/ 年,而在欧洲研究中,0.5% 阿托品的年进展率在 2 年研究期间中位值为 –0.24D/ 年,说明在疗效方面,种族差异很小。

### 四、对阿托品治疗不敏感者

研究同时发现,对于那些对 0.5% 浓度阿托品反应较差的患者,即使改用 1% 阿托品也只略微降低眼轴生长速度,效果并不理想。

### 小结

1. 本研究用的儿童年龄段是 5 ～ 16 岁(平均 9.5 岁)。年龄跨度太大,而年龄是影响近视进展的重要因素。年龄越大,近视进展越慢,所以如能再做细分更好。

2. 这些儿童在 3 年间的平均近视进展为 –0.25D;眼轴年平均进展为 0.11 mm,说明高浓度阿托品(0.5% 以上)对近视控制效果的确比较好(使用后第一年平均近视进展为 0D,眼轴进展 0.05mm);但副作用也会很大,畏光明显,视近困难。本研究中儿童都配戴变色渐变多焦点镜以克服畏光和看近困难的症状。

3. 本研究中,停用高浓度阿托品,都按逐渐减量的方法停用,未观察到近视进展反弹的情况。

4. 使用高浓度阿托品的近视控制效果第一年最明显,第二年开始减弱,总体效果较好。

5. 对于使用 0.5% 的阿托品后近视控制效果不明显的,说明对阿托品不敏感,即使提高到 1% 的浓度,近视控制效果也未见明显提高。临床可以考虑联合其他近视控制手段,如角膜塑形镜。

6. 高浓度阿托品对亚洲人和欧洲人的近视控制的效果类似,没有种族差异。

按本研究的结论,来回答一下开篇家长提出的问题:

高浓度阿托品的近视控制效果是否比低浓度阿托品更好?

——是的,使用高浓度阿托品后,平均近视进展为 –0.25D/ 年;眼轴平均进展为 0.11 mm/ 年。如果是低龄儿童,或使用其他近视控制手段而近视进展仍然快的,高浓度阿托品是一种近视控制的选择。

高浓度阿托品有哪些副作用？严重吗？如果有副作用怎么办？停药后副作用也会持续存在吗(有没有后遗症)？

——主要是畏光和调节麻痹(看近困难)，可以通过戴光致变色镜片或阅读镜、遮阳帽处理。少数人会发生过敏性结膜炎。

多数儿童的畏光症状3个月后会逐渐消失。但由于使用阿托品后瞳孔常常是扩大的，我们仍然推荐戴太阳镜和帽子。

本研究中停药后所有症状消除，未见报告长期影响。

使用高浓度阿托品后，近视控制效果好可以再减量至低浓度阿托品吗？如果还不好呢？

——近视控制效果好逐渐减量到低浓度的阿托品滴眼液，也有近视控制效果。如果效果不好的可以尝试进一步提高阿托品浓度到1%，但研究中观察到的近视控制效果不满意。对0.5%阿托品不敏感者，常常对1%阿托品也不敏感。

使用高浓度阿托品后近视进展会反弹吗？反弹有多严重？

——突然停药会造成近视反弹。而逐渐减量停药可以避免反弹效应。本研究中未观察到停药后的反弹效应。

高浓度阿托品可以用几年？

——该研究连续使用3年，逐渐停药后无明显副作用。

## 问题 12

### 儿童长期使用低浓度阿托品会造成干眼吗?

很多朋友询问:儿童长期使用低浓度阿托品是否会造成干眼?

北京同仁医院在医学期刊——JAMA上发表的一项随机双盲对照研究可以解答这个问题。该研究揭示了低浓度阿托品在儿童近视控制中的有效性和安全性。研究纳入了220名平均年龄9.64岁 ±1.68岁的儿童，平均基线近视屈光度和眼轴分别为 –2.58D ± 1.39D 和 24.59mm ± 0.87mm。有约70%的儿童接受了1年的随访，结果发现0.01%阿托品组近视进展 –0.49D ± 0.42D，对照组(安慰剂组)近视进展 –0.76D ± 0.50D。低浓度阿托品的近视(屈光度)控制率为34.2%。0.01%阿托品组眼轴进展0.32mm ± 0.19 mm，对照组(安慰剂组）眼轴进展 0.41mm ± 0.19mm，低浓度阿托品的眼轴控制率为 22.0%。

我们认为两组间眼轴的差异太小，临床意义不大。

其中有 5 名儿童在阿托品组中有畏光表现，而对照组有 1 名儿童畏光。4 名儿童在阿托品组中有过敏性结膜炎表现，而对照组 1 名儿童有过敏性结膜炎。两组儿童均未报告视近模糊。都没有严重的阿托品相关不良事件报告。

总结两个要点：

一、有关低浓度阿托品的近视控制问题：

与前面的几个相关研究结论一致，0.01% 低浓度阿托品对近视度数有一定的近视控制作用，但控制率不高，对眼轴的控制作用更弱。

二、有关干眼问题：

因为使用的是低浓度阿托品，所以如畏光、视近困难等的副作用少。本研究未报告儿童使用低浓度阿托品后有干眼表现。我们查询了其他低浓度阿托品的相关研究，也未提及使用低浓度阿托品有明显干眼表现。但目前研究随访时间都还比较短，一般都是随访 1 ～ 2 年，还缺乏更长期的研究报告。长期使用低浓度阿托品可能还是有干眼风险的。

然而我们临床工作中的确观察到有个别儿童使用低浓度阿托品后报告干眼症状，也观察到泪膜破裂时间 BUT 减少和泪液分泌减少的情况。但因为未做对照组研究，无法说明这些情况是因为使用低浓度阿托品造成。

### 小结

儿童使用低浓度阿托品控制近视有一定的效果，暂未发现使用后有直接造成干眼的证据。如果有干眼表现的，应注意排查其他原因。

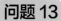

问题 13

### 眼保健操到底有没有用？

1963 年，我国教育部将眼保健操引入校园，作为一种治疗和 / 或预防近视的方法。眼保健操是适度按摩眼周穴位，以期达到增加眼部血液循环、减轻疲劳、减缓近视眼的目的。眼保健操在我国中小学已经实施了大约 50 年了，目前全国所有的学校都要求学生按照国家规定的程序和手法做眼保健操。学生每天至少做一次,每次5分钟。问题是:眼保健操对儿童近视防控到底有没有用?

北京同仁医院的研究者 Li S-M(2015)将190名10~14岁的儿童随机分为三组:标准眼保健组(由中医指导),假眼保健组(指导非穴位按摩),闭眼组(只闭眼不做眼保健操)。结果发现,标准眼保健组儿童的调节滞后(−0.10 D)优于假眼保健组(−0.03 D)和闭眼组(0.07 D)。但是这种差异实在太小了,可认为有统计学意义而无临床意义。作者也提出,从长远来看,眼保健操在近视防控上的效果是不够的。

在接下来的研究中,研究者又对平均年龄为12.7岁±0.5岁的201名儿童跟踪了2年,发现眼保健操与近视风险、近视进展之间都不相关。高质量做眼保健操组在2年间也只比不做眼保健操组近视少进展了0.15D,我们认为2年时间仅少近视了15度,临床意义不大。

此外,Wang H 在2020年3月发表的一项大规模研究认为:眼保健操对儿童视力无影响。研究者在252所随机选择的农村学校开展了队列研究,随机选取了19 934名农村儿童进行筛查,其中2374名近视(11.9%,平均10.5岁),连续追踪了21个月。其中1217名(58.2%)儿童在上学期间做眼保健操,874名(41.8%)没有做。在9个月和21个月后进行了跟踪调查,采用倾向−评分匹配(propensity-score matching ,PSM),多元线性回归和逻辑回归分析,研究发现儿童是否做眼保健操并不影响裸眼视力,即做眼保健操并不能提高裸眼视力。

注:

队列研究是将某一特定人群按是否暴露于某可疑因素或暴露程度分为不同的亚组,追踪观察两组或多组成员结局(如疾病)发生的情况,比较各组之间结局发生率的差异,从而判定这些因素与该结局之间有无因果关联及关联程度的一种观察性研究方法。是一种由因到果,能确证暴露与结局的因果关系的研究方法。

倾向评分匹配(propensity score matching,PSM)是一种统计学方法,可以减少偏差和混杂变量的影响,以便对实验组和对照组进行更合理的比较。

## 小结

2015、2016年的两个关于儿童做眼保健操的研究显示:做眼保健操虽然可以减少调节滞后,但量实在太少了而缺乏临床意义;而且眼保健操与近视风险、近视进展之间也不相关。这两个研究的样本量不大,分别是190名和201

名儿童,而2020年3月的文章追踪了2374名儿童,仍然发现做眼保健操不能提高儿童的裸眼视力。

目前,对近视研究的焦点还是在正视化、周边离焦、多巴胺等机制,而眼保健操看似还没法和这些机制关联起来……

我们认为眼保健操是一套不容易准确实施的穴位按摩技术,即使是有用的,儿童也很难按准穴位,即使是按准了穴位也很难控制按摩力度。有太多无法量化的因素、太多不确定性,要搞清楚眼保健操是否有用还需要更多的严谨的临床研究。

## 问题14

### 哺光仪能控制近视进展吗?

哺光仪是近年来出现的一种新的抑制儿童近视增长速度的方法,其医学上的全称是:重复低强度红光照射(repeated low-level red-light,RLRL)。哺光仪早期用于儿童弱视治疗,后来发现对儿童近视进展有抑制作用,改良后用于儿童近视控制。

Mingguang He等(2022)的临床随机对照研究发现,儿童戴镜的同时加上家用的重复低强度红光治疗仪(哺光仪,RLRL组)每天使用2次,每次3分钟治疗和仅戴单光框架眼镜(SVS组)对比,使用哺光仪的孩子近视增长、眼轴增长更慢。该研究收纳了264名随机参与的儿童,其中RLRL组117名,SVS组129名。12个月后观察眼轴增长和等效球镜度进展,RLRL组眼轴增长0.13 mm(95%$CI$,0.09～0.17mm),等效球镜增长 –0.20 D(95%$CI$,–0.29～–0.11D);SVS组眼轴增长0.38 mm(95%$CI$,0.34～0.42 mm),等效球镜增长 –0.79 D(95%$CI$,–0.88～–0.69 D)。两组的差异分别是0.26 mm(95%$CI$,0.20～0.31 mm)和 –0.59D(95%$CI$,–0.72～–0.46 D)。12个月内未观察到严重不良反应(包括:突然视力下降≥2行或盲点),最佳矫正视力下降或OCT显示眼底结构性损伤。

2022年7月,《中华实验眼科杂志》发布了《重复低强度红光照射辅助治疗儿童青少年近视专家共识》,对RLRL治疗提供了指导意见。重点解读如下:

## 一、哺光仪近视控制的原理

研究显示接受 RLRL 组儿童脉络膜血流增加,脉络膜增厚,有助于改善近视眼眼底相对供氧不足的问题,从而抑制眼轴过快增长而控制近视。

## 二、哺光仪的适用人群

3 ～ 16 岁近视儿童,每年近视度数快速进展(≥0.75D/ 年)且对其他近视防控效果不敏感者。即,在已经使用目前已知的安全、有效的近视防控方法,如角膜塑形镜、低浓度阿托品、周边离焦框架镜和多焦点软性接触镜(多焦点软镜)等后,每年近视仍快速增加的,才建议使用哺光仪。哺光仪也不宜用于未近视儿童的常规近视预防。所以,哺光仪并非儿童近视防控的首选应用方法,而是一种后备方案。

有光过敏、中重度干眼、角膜病、白内障、玻璃体视网膜疾病、感染性结膜炎、葡萄膜炎、视神经损伤、先天性视神经发育异常等眼部疾病的儿童,禁忌使用哺光仪。此外,使用低浓度阿托品控制近视的儿童,可能瞳孔直径会变大,造成入眼功率增加,也不宜使用哺光仪。

## 三、哺光仪的使用方法

哺光仪(重复低强度红光)照射应在自然瞳孔状态下使用。每天不超过 2 次,每次不超过 3 分钟,2 次治疗间隔至少 4 小时以上,每周照射 5 天,即每周累计使用不超过 10 次。

应选择已获得国家药品监督管理局二类医疗器械注册许可证的哺光仪设备,照射仪器说明的适用范围应明确包括近视辅助治疗。

按照《医疗器械监督管理条例》规定,设备产品说明书应注明光源性质、波长、功率。设备应具备安全性与有效性的基础研究和临床研究数据的支撑证据。目前已发表的临床研究报道的 RLRL 仪器光源输出功率多为(2.0±0.5)mW,应在不高于 2mW 或国家药品监督管理局关于设备批件规定的输出功率下使用。RLRL 使用应按照国家强制标准(GB7247.1—2012)在自然状态瞳孔直径下进行,入眼功率(即进入瞳孔的光功率)不应高于 0.39mW,如目镜处的功率密度是 $2mW/cm^2$ 时,瞳孔直径 4mm 状态下进入瞳孔的光功率约为 0.25mW。同时,要注意在使用期限内设备功率符合相应标准。

## 四、复查检查项目

在使用哺光仪过程中,应定期进行视力(裸眼视力、矫正视力)、色觉、眼压、眼位、裂隙灯显微镜、屈光度、眼轴、角膜曲率、眼底彩照、黄斑 OCT 影像(含脉络膜厚度)的检查。有条件的还可进一步进行如下检查:调节集合功能、三级视功能(同时视、融合视、立体视)、泪膜破裂时间、泪液分泌试验、对比敏感度、OCTA、中心视野、微视野,多焦 ERG。

初次使用后在 1 个月内复查,之后至少每 3 个月复查 1 次。

## 五、哺光仪近视控制的有效性

共识中提到,目前有高等级的为期 1 年的临床试验证据显示,哺光仪的使用能够有效控制近视的进展。但 1 年以后效果如何,停止使用后近视度数是否会反弹,目前还缺乏足够充足的科学证据,临床上也观察到使用哺光仪后近视仍然增长快的案例。

## 六、使用哺光仪的不良反应

现有研究文献报道,使用哺光仪 1 年周期的研究未发现有眼部功能性或结构性损伤。个别专家报告有非常罕见(万分之一)的患儿在使用后出现了眼部损伤,但不确定是否与哺光仪的使用有关。迄今为止,长期使用是否对眼部结构产生累积性损伤尚不可知,还需要进一步研究。

部分儿童使用后短时眼前有彩色光圈(后像反应),后像在 6 分钟后才消失者须密切关注并详细检查。偶有眼睑皮肤过敏、红光刺眼不能耐受者,如出现可减少使用频率或停用。

## 七、停用哺光仪

如使用过程中出现后像时间异常、矫正视力下降、持续眼前光晕、暗点或视网膜结构损伤,应停用。此外,使用后近视控制效果不佳甚至无效(年近视增长仍≥0.75D)者也可停用。

停用时,应逐渐减少使用频率至停用。停用后第 1 个月、3 个月、6 个月仍需要继续监测眼轴变化。

## 八、哺光仪与其他近视控制方法联用

共识中建议:

1. **户外活动**　哺光仪不能替代户外活动,可与户外活动同时进行。

2. **低浓度阿托品**　低浓度阿托品有一定扩瞳效果,使进入眼内的红光量不可控,目前在还没有循证医学证据支持的情况下,不建议两者联用。

3. **角膜塑形镜、框架眼镜、离焦框架镜、多焦点软性／硬性接触镜**　可在专业人员指导下联合使用,但要注意戴角膜接触镜者应在摘镜后再进行哺光仪治疗。

## 问题 15

### 什么情况需要给孩子更换近视控制方案呢?

　　家长问:孩子在戴一种特殊设计的眼镜控制近视但效果不好,怎么判断是否需要更换近视控制方案呢? 有没有标准? 其实这个问题问的就是:什么情况下需要给孩子更换近视干预方案?

　　不同的近视干预方案各有优缺点。一般医生会根据患者的年龄、屈光度、眼轴、近视进展速度、眼表条件、学习／生活环境、依从性、经济条件等因素综合考虑给患者适合的干预方案。每一类近视干预方案都有相应的局限性,也有个体差异,医生应该谨慎,不宜过度承诺治疗效果。初始的近视干预方案不一定是最适合的,当出现以下情况时,医生应与患者／家长讨论是否更换近视干预措施。

#### 一、近视控制效果低于预期

　　进行近视干预的过程中,应该定期复查,观察近视干预的效果和近视控制的效率。

　　如果在进行医学干预前就有连续的屈光发育档案记录,就有很好的参照数据,视光医生对患者的屈光发育、近视化速度有客观的认识,也能提出更好的针对性近视干预方案,更能客观对比近视干预前后的近视进展速度。比如在治疗前每年近视进展 1.25D,而开始治疗后 6 个月近视进展了 0.25D,估算年化近视进展 0.50D,近视控制率为（1.25−0.50）/1.25=60%。但这种方法受到年龄的影响,年龄越大近视进展速度越慢,所以只适合短期的估算。

　　如果缺乏之前的屈光度和眼轴的进展检查数据,则以同年龄儿童戴单光框架镜的平均年近视增长量为对照基准来判断近视干预的效果。比如按流行病学调查,8 岁近视儿童戴单光框架镜平均年近视进展 1.00D,如果使用某种近视干预方案,如角膜塑形镜,年近视进展 0.50D,则角膜塑形镜的近视控制率为 50%,这就与多数临床研究观察到的结果一致。如果年近视进展 0.25D,则控制效果理想,如果年近视进展 1.00D,则控制效果不佳。

如果近视控制效率低于预期,或期望进一步加强近视控制效率,可以考虑更换方案或联合其他方案,比如多焦点软镜或角膜塑形镜联合低浓度阿托品。

## 二、副作用

有的近视干预方案会出现一些副作用和 / 或视觉质量不佳,影响日常生活学习等的情况,也需要更换或停止治疗。比如,戴多焦点软镜的儿童,有时会发生明显镜片偏位,或有眩光而不能耐受而影响学习、生活,则需要更换镜片设计或其他干预措施。

## 三、依从性不佳

患者的依从性也是改变治疗方式或停止治疗的重要考量因素,比如,对于不能来定期复诊的接触镜配戴者,应考虑更换为安全性更高的框架眼镜类方案。

## 四、患者期望值过高

患者 / 家长是否能坚持治疗和对治疗效果的满意程度,常常与其对近视控制、视觉质量的期望值有关。提前和患者 / 家长沟通好各类近视干预方案的优缺点非常重要,医生不宜给患者过高的期望。患者期望越高,越容易对治疗结果不满意。患者 / 家长要明白没有又方便、又安全、又有效、又便宜、又省事而且没有副作用的近视干预方案。

如果在治疗过程中,患者期望值过高,医生需要充分沟通,变换或停止现有方案。

## 小结

当采用的近视干预措施效果低于预期或出现患者不能耐受的副作用或依从性不佳,或患者期望值过高不能满足时,需要考虑更换或停止干预方案。

上述需要更换近视干预方案的情况,都是医患双方不乐意见到的,视光医生要在开始某种干预治疗前就和患者 / 家长做好充分沟通。俗话说的"丑话要说在前面"，在治疗开始之前是"沟通"，而在治疗开始之后则是"解释"，我们希望多些沟通，少些解释。

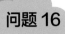

## 问题 16

### 有一种精确到1度的眼镜，是否更准确，对儿童近视控制更好？

有家长询问，一般眼镜都是25度一挡的，但听说现在有一种能够精确到1度的眼镜，是否更准确，对儿童近视控制更好？

### 一、1度就是 0.01D，精度很高

我们平时说的近视眼镜是多少度，说的是镜片的屈光度。一般屈光度用 D 来表达，屈光度是焦距的倒数，比如 1D 表示镜片的焦点在 1m，2D 表示镜片的焦点在 0.5m，以此类推。但日常大家习惯把屈光度放大 100 倍来描述，比如 1D 就说近视 100 度，2.50D 就说 250 度。所以这位家长说的 1 度就是 0.01D，对于镜片的屈光度来说，这是一个很高的精度了。

我国对眼镜片加工的允许误差标准（GB10810.2—2006）中（表 2-16-1），9D 以内光度的镜片允差是 ±0.12D，也就是说，对于标称是 300 度的近视镜片，镜片真实的度数在 288 度和 312 度之间都算是合格的。

表 2-16-1　眼镜片顶焦度允许偏差（GB10810.2—2006）

单位：屈光度（D）

| 顶焦度绝对值最大的子午面上的顶焦度值 | 每主子午面顶焦度允差，a | 柱镜顶焦度允差，b | | | |
|---|---|---|---|---|---|
| | | ≥0.00 和 ≤0.75 | > 0.75 和 ≤4.00 | > 4.00 和 ≤6.00 | > 6.00 |
| ≥0.00 和 ≤3.00 | ±0.12 | ±0.09 | ±0.12 | ±0.18 | ±0.25 |
| > 3.00 和 ≤6.00 | | ±0.12 | | | |
| > 6.00 和 ≤9.00 | | | ±0.18 | | |

续表

| 顶焦度绝对值最大的子午面上的顶焦度值 | 每主子午面顶焦度允差，a | 柱镜顶焦度允差，b | | | |
|---|---|---|---|---|---|
| >9.00 和 ≤12.00 | ±0.18 | ±0.12 | ±0.18 | ±0.25 | ±0.25 |
| >12.00 和 ≤20.00 | ±0.25 | ±0.18 | ±0.25 | | |
| >20.00 | ±0.37 | ±0.25 | | ±0.37 | ±0.37 |

以目前常规的镜片生产工艺,要想做到1度(0.01D)的精度,实在太难了。所以这种能精确到1度的眼镜片,就需要使用非常高科技、高精度的生产设备,生产成本会大幅增加。听闻这样的镜片很贵,都在万元以上。这在生产技术上是可以实现的,也是今天工业技术高速发展的成果。

## 二、人眼的屈光度会随时有微小的变化,无法精确到1度

人眼是活体生物器官,不是完全不变化的玻璃球,眼球是有生物节律的,即不同的时间,眼球的屈光结构参数是不同的。已有大量研究发现,人眼的眼轴在一天中是会变化的,而且这个变化幅度可达到25 ~ 45μm(0.025 ~ 0.045mm)。人眼的眼轴都是白天长而夜间缩短。比如 Ranjay(2011)的研究中,每天中午12点的眼轴最长,而晚上9点的眼轴最短。

这是因为:眼轴的变化主要是由于眼后节,尤其是脉络膜厚度的变化引起的。脉络膜的厚度一天中有很显著的生物节律变化,其变化规律与眼轴正好相反,上午12点其厚度最薄而晚上9点最厚,变化量平均可以达到0.038mm(变化幅度5.69%)。而且脉络膜最厚和眼轴最短或脉络膜最薄和眼轴最长的时间正好是对应的。

眼轴的这种周期节律的变化会带来大约0.10 ~ 0.15D(10 ~ 15度)的变化。

此外,在不同的外部照明环境下,人眼的瞳孔直径会相应变化。明亮环境瞳孔变小,昏暗环境瞳孔变大,瞳孔变大则焦深变小,瞳孔变小则焦深变大,瞳孔直径的变化同时会造成0.28 ~ 0.43D(28 ~ 43度)的焦深变化。

人眼在瞬目时,眼睑对角膜的压力会发生变化,也会对角膜散光造成微小的变化;瞬目时泪液分布的改变也会造成屈光度的微小变化。

即使在保持看远的放松状态,睫状肌也会有一定的调节张力波动,也会造成眼球屈光度的微小变化。

所以,我们眼睛的度数随时随地有微小的变化,而且这些变化都会远远大于1度,无法精确到1度(0.01D)。

### 三、验光过程中的误差不止1度

即使眼球像一个玻璃球一样屈光度完全稳定,验光也无法精确到1度。

验光时使用试戴镜架距离角膜有一定的距离,我们称为"镜眼距离"。当镜眼距离变化时,镜片对眼睛产生的实际有效屈光度就会变化,哪怕只变化1mm,都会产生大于1度(0.01D)的变化,近视度数越高,这种变化越明显。比如,超过10D(1000度)的近视眼,镜眼距离变化1mm就可能会产生高达25度(0.25D)的有效屈光度变化,更别说1度了。

毕竟我们无法保证在验光过程中,或者患者在以后戴镜过程中,随时保持镜片到角膜的镜眼距离是精确的12mm标准距离。

此外,试戴镜常常是一片以上的镜片的组合(比如一片球镜加一片柱镜的组合),有一定的厚度,而定制来的镜片是包含了球镜和柱镜的一片镜片,两者的有效屈光度的差别也是大于1度的。

验光是没法精确到1度的。我认为验光可以精确到12.5度(0.125D),但没法精确到5度甚至1度。

### 小结

科技进步的今天,在工业生产上的确是可能实现精确到1度的近视眼镜生产技术。

人眼的眼轴随时间会变化,有生理节律。瞳孔对光反应的直径变化会造成焦深的变化,睫状肌张力的波动,调节微波动,瞬目时眼睑压力对角膜形态的影响,泪膜的变化都会造成眼球屈光度超过1度(0.01D)的变化。

验光或配戴眼镜的过程中镜眼距离的变化也会造成超过1度的变化。

综上所述,人眼的度数会随时产生微小的变化,验光、戴镜都没法保持,也没有必要高精度的屈光矫正。

这就回答了本文家长提的问题"精确到1度的眼镜,是否更准确,对儿童近视控制更好?"所以,不论儿童或成人都没必要去做精确到 1 度的眼镜。

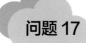

### 问题 17

### 托吡卡胺有近视控制作用吗?

已经有大量的临床研究证明,低浓度阿托品对儿童近视进展有一定的控制作用。但有家长担忧阿托品的副作用大,认为阿托品就是通过放松睫状肌,放松调节来达到近视控制作用的。临床上最常用的扩瞳验光(睫状肌麻痹验光)的药物是托吡卡胺,该药副作用小、起效快、瞳孔和调节恢复快,一般 4～6 小时恢复,那么是否可以每晚睡前点托吡卡胺来替代阿托品做近视防控呢?这样白天时药效已过,不会畏光,也没有调节麻痹的情况了?

门诊中的确看到一些孩子每天晚上都在滴托吡卡胺,家长也反映是医生开的,听说可以控制近视,而且白天没有畏光和视近困难情况。那么问题来了,托吡卡胺有近视控制作用吗?

我们已经介绍过很多阿托品控制近视进展的临床研究报告,这些研究一般都用生理盐水或框架镜做对照组。Y F Shih 等(1999)曾经做过阿托品滴眼液对儿童近视控制的研究,该研究用的对照组恰好就是托吡卡胺滴眼液,这个研究可以让我们看到托吡卡胺是否有近视控制作用。来看看结果:

研究者招募了 186 名 6～13 岁的儿童,每晚使用不同浓度的阿托品滴眼液点眼,连续观察 2 年,选用了 0.5% 的托吡卡胺(tropicamide)作为对照组。

0.5% 阿托品组的平均近视进展度为每年($0.04 \pm 0.63$)D,0.25% 阿托品组为($0.45 \pm 0.55$)D,0.1% 阿托品组为($0.47 \pm 0.91$)D。而使用托吡卡胺的对照组年近视进展量为($1.06 \pm 0.61$)D($P < 0.01$)。所以,托吡卡胺没有近视控制作用。

该研究还显示,0.5% 阿托品组 61% 的学生、0.25% 阿托品组 49% 的学生和 0.1% 阿托品组 42% 的学生没有近视进展,托吡卡胺组仅 8% 的学生没有近视进展。

然而,0.5% 阿托品组中 4%,0.25% 阿托品组中 17%,0.1% 阿托品组中 33% 的儿童仍然有快速的近视进展,年近视进展量 > –1.0 D,即每年近视增长大于 100 度,其中托吡卡胺组有 44% 的学生近视快速进展。

目前的科学研究还不明确阿托品近视控制的作用机制,推测是直接作用于 M1 和 M4 受体,作用巩膜、视网膜而延缓近视进展,与调节放松无关。而托吡卡胺无相应的受体作用。

小结

在该研究中,托吡卡胺作为对照组,使用托吡卡胺的儿童每年近视还进展（1.06±0.61）D,可以认为托吡卡胺没有近视控制作用。所以,不建议使用托吡卡胺替代阿托品做儿童近视控制。

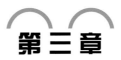

# 第三章

# 角膜塑形镜日常戴镜相关问题

问题 1

## 角膜塑形镜怎么安全摘镜?

一个来复查角膜塑形的儿童主诉眼睛疼痛,检查发现角膜上皮有脱落。查看镜片配适和角膜地形图都正常。最后发现家长给孩子摘镜的方法不对,这是造成角膜上皮脱落的原因,也是戴角膜塑形镜后角膜上皮点染的常见原因之一。

### 一、戴角膜塑形镜时会产生负压,镜片对角膜有吸力

角膜塑形镜能够改变角膜前表面的形态,起到塑形、降低近视作用,主要是因为戴塑形镜后镜片和角膜之间的泪液空隙是封闭的,在这个封闭的环境中,镜片会对角膜上皮产生负压作用(吸力),把周边的角膜上皮"吸起来",把中央的角膜上皮"压下去"(图 3-1-1)。

过夜戴镜时,镜片与角膜之间是封闭的,所以泪液交换很少,此时镜片是很容易吸附在角膜上的。如果早晨摘镜时,用吸棒吸住镜片中央(图 3-1-2 A)直接垂直向外拉、拔的话,戴镜者会觉得很"紧",吸力大,此时角膜很容易损伤,发生角膜上皮脱落,形成角膜上皮点状着色,简称"点染"。正确的摘镜方法,吸棒的位置应该是吸在镜片靠周边的部分(图 3-1-2B)。

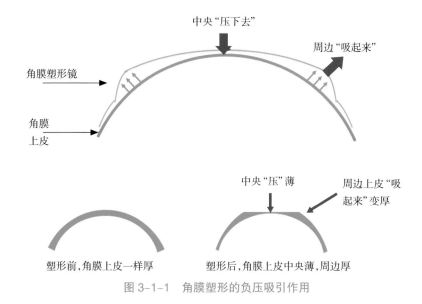

图 3-1-1　角膜塑形的负压吸引作用

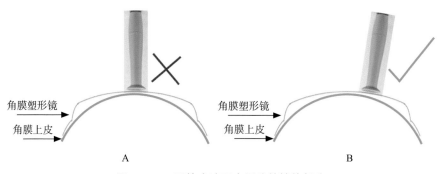

图 3-1-2　吸棒应该吸在周边的镜片部分

A.错误:吸棒吸在镜片中央;B.正确:吸棒吸在镜片周边。

## 二、如何正确地用吸棒摘镜

家长正确用吸棒给孩子摘镜的步骤(图 3-1-3)是:

1. 晨起泪液分泌是比较少的,所以先滴一滴人工泪液到结膜囊中。建议用黏度低的人工泪液,避免用润眼液,这是因为润眼液常常黏度较高,不容易扩散到镜片下。

2. 闭眼转动眼球几圈,促进人工泪液进入镜片下。

3. 仔细观察镜片在角膜上的位置,观察镜片边缘,确认镜片是在角膜上活动的。如镜片不活动,重复第2、3步。如镜片还不活动,则向上看,用手指紧压对应下方角膜缘的下睑缘处 3 次（让镜片边翘起），再向下看，用手指紧压对应上方角膜缘的上睑缘处 3 次，做几次瞬目动作。

4. 用吸棒吸在周边的镜片部分（见图 3-1-2 B）。

5. 吸棒吸住镜片沿水平方向左右轻轻小幅滑动，在这个过程中，镜片的边缘会翘起来，可进一步促进泪液进入镜片下。如果是配戴者自己摘镜，或无法确认镜片活动的，一定要做好这步。

6. 镜片和角膜以泪液充分"分离"了。

7. 用吸棒吸出镜片。

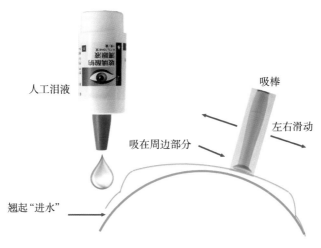

人工泪液

吸棒

左右滑动

吸在周边部分

翘起"进水"

图 3-1-3　正确用吸棒摘镜的方法

### 三、推荐徒手摘镜

用吸棒摘镜比较方便，但如果吸棒清洁不当就增加了一个污染源。所以，我们推荐在度过适应期后，采用徒手摘镜。徒手摘镜的方法：

先重复上述吸棒摘镜步骤 1、2、3。

双手操作。用左手示指拉开上睑后再轻轻下压，使上睑缘顶住镜片上缘，用右手的示指拉开下睑，并利用下睑缘使镜片下缘脱离角膜（图 3-1-4），摘镜时，需在面部下方放置托盘，以防止镜片脱落后丢失。

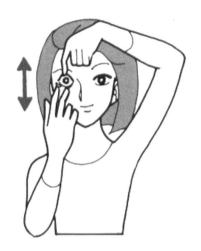

图 3-1-4　徒手摘镜

小结

角膜塑形镜摘镜不当很容易造成角膜上皮脱落。

摘镜的要点是:确认镜片活动,无角膜黏附,再摘镜。

问题2

角膜塑形镜怎么安全戴镜?

角膜塑形戴镜也是同样重要的,以下介绍怎么安全戴镜。

一、戴镜前准备

戴镜前,建议先滴无防腐剂的人工泪液,眨眼几次,冲洗可能存在的分泌物、脱落的睫毛等异物。

二、检查镜片

从镜盒中取出镜片,凹面向上放在示指(食指)或中指指腹上,滴入2～3滴护理液后用生理盐水或凉开水冲洗干净。观察镜片是否清洗干净(图 3-2-1),镜片边缘是否完整,镜片是否有裂痕(如有则不能配戴)。

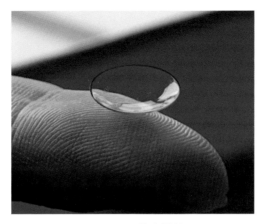

图 3-2-1  检查镜片

### 三、戴镜

将镜片凹面向上放在对侧眼的示指上并在镜片上滴一滴润眼液或人工泪液（图 3-2-2），用同侧眼的示指和拇指撑开上下眼睑，手指的位置尽量靠近睑缘，嘱配戴者眼睛盯住前方，另一只手将镜片轻轻戴在角膜中央。

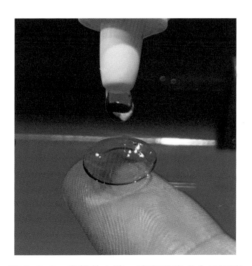

图 3-2-2  在镜片上滴一滴润眼液或人工泪液

2 个戴镜小技巧：

角膜塑形镜镜片直径比较大，而且凹面有不平整的反转弧区凹陷环区，戴镜时这个反转弧区凹陷环区容易聚积气泡，而影响塑形效果。在镜片凹面滴润眼液或人工泪液，在戴镜过程中，润眼液或人工泪液不容易流出来而减少气泡。同时,建议低头位戴镜(图 3-2-3),这样戴镜时镜片凹面充满了液体,不容易出气泡。

戴镜时应同时睁开双眼,让眼睛固视镜子某一处,在戴镜时要控制眼球的转动,另外,要保证镜片在角膜上放置稳妥,先松开下眼睑,再缓慢松开上眼睑,同时保持眼睛睁开,过早放开上睑有可能使镜片偏移或脱落。

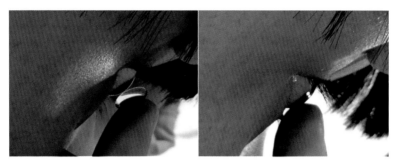

图 3-2-3　低头位戴镜

### 四、确认戴镜情况

戴镜后观察镜片与眼睛之间是否有较多气泡,若有,则重新配戴(镜片凹面内滴满润眼液或人工泪液),少量的气泡不用处理。

### 五、处理镜盒

镜盒用生理盐水或凉开水冲洗干净,打开镜盒盖,将其晾干备用。

### 六、戴镜练习方法

验配角膜塑形镜后,孩子完全不肯配合戴镜,或配合度差,常常会造成反复、多次戴镜的情况,这样做不但增加双方(家长和孩子)的戴镜压力,也增加了因为反复操作带来的污染风险,还增加了角膜并发症的风险。

低龄儿童出现初始戴镜不配合的问题,主要是心理上抗拒"戴接触镜"这个动作。孩子看到家长手指上的镜片,逐渐向眼球靠近,本能地会躲闪、闭眼,这给家长带来了巨大的挑战。只要孩子能在心理上克服这种"手指向眼球逐渐靠近"的感觉就能顺利完成戴镜动作。推荐家长们采用"水珠练习"让孩子逐步接受戴镜动作。即用一滴水珠取代镜片,把这一滴水珠"戴"到角膜上,由于没有镜片,孩子在心理上容易接受而增加配合度。方法如下:

1. 充分洗手,并晾干。
2. 将一滴无防腐剂的人工泪液滴到干燥的手指上形成一个水珠。
3. 用水珠代替镜片,"戴"到角膜上(图3-2-4)。

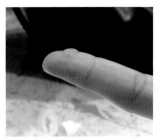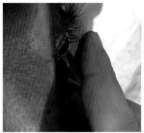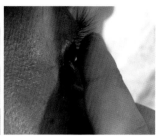

图 3-2-4 "水珠练习"

## 问题 3

### 为什么角膜塑形镜摘镜前建议滴人工泪液而不是润眼液?

本章问题 1 "角膜塑形镜怎么安全摘镜?"中提道,在摘镜前,先滴一滴无防腐剂的人工泪液,摘镜时要左右移动镜片让镜片边缘翘起,泪液进入镜片下再摘镜。很多朋友询问,为什么不建议用润眼液而要用人工泪液?

#### 一、润眼液的特点

多数的硬性角膜接触镜的润眼液是带正电荷的,而镜片是带负电荷的(异性相吸),所以润眼液容易均匀分布在镜片表面,起到湿润作用。润眼液的黏度相对高,滴眼后会形成一个黏弹的"液体垫",减少戴镜时的角膜刺激。问题 2"角膜塑形怎么安全戴镜?"中也提道,戴镜时可以先在镜片凹面滴润眼液,让润眼液在镜片内表面黏附,以减少戴镜气泡。

但是,摘镜时就不同了。摘镜前需要镜片边缘翘起,"水"从镜片边缘的缝隙进入镜片下,解除镜片负压。如果用黏度相对高的润眼液,则不容易进入镜片下。黏度低扩散快,黏度高则扩散慢。

举个例子:下面两种地面上各吸着一个吸盘,哪种情况下吸盘吸力最强,最难拔起来?

68 儿童视光
你问我答 • 第2辑

A. 地面有一滩清水（黏度低）；B. 地面有一滩胶水（黏度高）

胶水地面上吸着的吸盘肯定是吸力最大，最不容易拔起来的。

## 二、人工泪液的特点

人工泪液有很多品种，有的黏度高、保湿性能好；有的能促进角膜上皮修复；有的不含防腐剂等。

黏度高的人工泪液，可较长时间留存于眼内，缓慢转换成水溶液的形式保持眼睛湿润（高保湿）。但在摘镜时滴人工泪液的目的是要有"水"进到镜片下，让镜片和角膜分离，所以要用黏度相对低的。

### 小结

戴镜时，异物感强，润眼液黏度相对高，而且不容易出气泡，推荐戴镜时在凹面滴润眼液。

摘镜时，需要滴相对低黏度的人工泪液，让泪液容易进到镜片下，镜片和角膜分离，安全摘镜。考虑到需要长期使用，我们推荐用不含防腐剂的人工泪液。

另外，有人问，可否戴镜时也用无防腐剂人工泪液滴到镜片凹面？我们认为，如果戴镜者已经度过适应期，无异物感，也能熟练戴镜的，完全可以用无防腐剂人工泪液。毕竟润眼液也含有各种防腐剂成分，长期使用可能会对眼表造成不良影响。

也有人问，既然黏度高不容易扩散，那为什么摘镜时不滴纯净水或生理盐水？

这是因为泪液的成分不完全是水，其黏度、张力、渗透压、氯化钠含量等都和水不同，如果长期用水/生理盐水来替代人工泪液，也会破坏眼表微环境。同时，有的人工泪液含玻璃酸钠，还能促进角膜上皮修复，也适合角膜塑形镜配戴者。

## 问题 4

### 孩子在戴角膜塑形镜时，总是担心戴镜进气泡怎么办？

当角膜塑形镜下进入气泡（图 3-4-1）时，镜片就会"隔着气泡压角膜"，摘镜后在角膜上很容易造成"气泡压痕"(图 3-4-2)。"气泡压痕"的医学术语叫"角膜隐窝",角膜隐窝不是角膜上皮脱落、不属于角膜损伤,但这种情况下塑形的效果就会受到影响,摘镜后的视觉质量会变差。

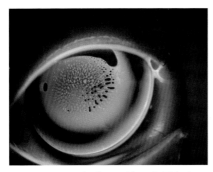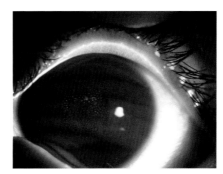

图 3-4-1　角膜塑形镜下大量气泡　　　图 3-4-2　角膜的"气泡压痕"——角膜隐窝

比较常见的原因是在配戴塑形镜初期,因为新戴镜\异物感相对强,戴镜后孩子容易做挤眼、眨眼等动作,气泡容易进入镜片下。此外,戴镜的手法不正确或镜片配适过紧、矢高过高也会造成这种"气泡压痕"。

怎么样避免戴镜时进入气泡呢?

常见的操作问题和处理方法如下:

1. 戴镜时孩子不能固视,眼球过度转动,戴镜时容易进入气泡。

处理:和孩子做好沟通,戴镜时保持视线不动。

2. 戴镜后放开眼睑太快。

处理:镜片戴到角膜上后,不要马上放开上下眼睑,而是慢慢放开眼睑,否则孩子容易马上闭眼,甚至马上用力挤眼睛,就容易进气泡。

如果可能的话,尽量低头位戴镜。在镜片凹面滴入润眼液或无防腐剂人工泪液后,低头位戴镜,这样镜片凹面中的液体不容易流出而减少气泡的产生。

### 小结

初戴角膜塑形镜,戴镜不熟练、异物感等因素容易导致镜片下带入气泡,这种情况一般会随配戴时间增加,孩子的适应程度和戴镜熟练度提高而逐渐消失。

家长注意操作手法并加强孩子的配合能减少或避免镜下气泡。

如果戴镜一段时间后仍有大量气泡,则说明可能是镜片配适不佳,需要调整镜片参数。

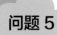

## 问题5

### 孩子戴角膜塑形镜出现重影怎么办?

配戴角膜塑形镜以后,角膜中央的治疗区平坦化,而中周部形成高曲率的离焦环,这就导致中央和周边的屈光度是不一样的。一般情况下,正前方视野的物像(中轴光线),通过角膜塑形治疗区在视网膜上正常成像,而通过中周部高曲率的离焦环区的光线会被瞳孔遮挡,不会形成视觉干扰、不会视物重影(图3-5-1)。

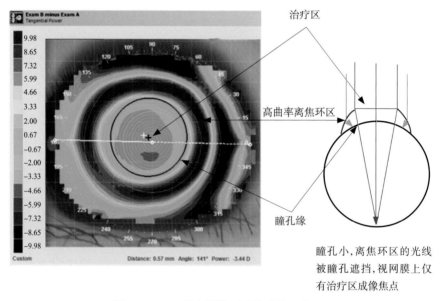

瞳孔小,离焦环区的光线
被瞳孔遮挡,视网膜上仅
有治疗区成像焦点

图3-5-1 正常角膜塑形后的成像示意图

角膜塑形后出现重影,常见以下原因。

### 一、镜片偏位

当角膜塑形镜偏位时,形成的治疗区也是偏位的。此时,通过偏位治疗区和部分高曲率离焦环区的光线都会通过瞳孔区成像,而两者成像光路差别很大,在视网膜上形成多个焦点(图3-5-2),患者感受为重影。在暗光环境,或患者瞳孔直径大,或在联合使用低浓度阿托品时,瞳孔比较大,视网膜上成像的焦点越多、越杂乱,成像质量越差。

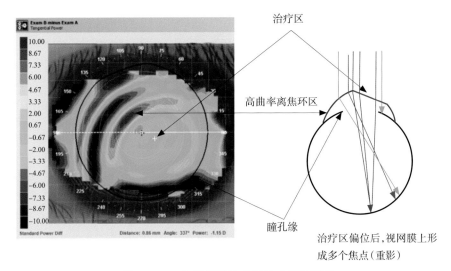

图 3-5-2　角膜塑形偏位后的成像示意图

**处理方案**

镜片偏位是塑形后出现重影的最常见情况,处理方案是通过调整镜片参数,改善配适,改善偏位。

## 二、大瞳孔

角膜塑形后的角膜会形成中央平坦,中周边陡峭的特殊形态,不同区域的屈光度变化很大,而瞳孔直径决定了哪些光线能通过瞳孔在视网膜上参与成像。瞳孔直径小时,通过周边角膜的光会被瞳孔阻挡(见图 3-5-1)。而当瞳孔直径大的时候,通过周边高曲率角膜的光线,也会通过瞳孔到视网膜成像,也会形成多个焦点(图 3-5-3),患者感受为重影或眩光。

是否产生重影,取决于瞳孔直径和治疗区的关系:当瞳孔直径大于治疗区时,就会出现上述情况;反之,当瞳孔直径小于治疗区时,一般不会出现重影等视觉质量主诉。

不同个体塑形后治疗区的大小不同,而治疗区的大小取决于所采用的镜片设计、角膜形态等特征。目前的角膜塑形技术还不能精确调控个体塑形后的治疗区大小。

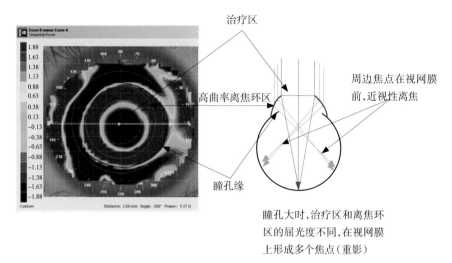

图 3-5-3　瞳孔直径大时塑形后的成像示意图

　　虽然瞳孔直径大可能会影响角膜塑形者的视觉质量,但临床研究显示瞳孔大的儿童角膜塑形的近视控制效果更好。推测可能是因为大瞳孔可以让更多的通过周边高曲率区的光线成像在视网膜前,在周边视网膜形成更多的近视性离焦而控制近视进展。这也是低浓度阿托品联合角膜塑形后能提高近视控制效率的可能机制之一。

　　**处理方案**

　　如果视物重影的症状不严重,可以配戴一段时间慢慢适应。

　　如果症状严重,可尝试更换塑形镜的设计,扩大治疗区。

　　如果有联合使用低浓度阿托品导致瞳孔扩大而畏光严重、视物重影的,可以降低阿托品的浓度(或停止使用)以缩小瞳孔直径。但这样做可能会降低近视控制效率,需要医生和家长沟通,权衡近视控制与视物重影的利弊。

## 三、严重过矫

　　如果角膜塑形过矫,比如 200 度近视用 400 度或更多的塑形降度矫正,造成塑形后日间验光为 +2.50D 或更大的远视状态,而患者的调节力无法代偿这些过矫造成的远视,也会表现为视物重影。

　　**处理方案**

　　通过戴镜验光、摘镜后裸眼验光来确认是否塑形过矫。通过减少近视降幅,调整塑形镜参数来处理。

## 四、近视进展

有的儿童戴角膜塑形镜后仍然近视进展很快,导致日间摘镜后呈现低度近视的状态,裸眼视力下降,也会表述为视物重影。

**处理方案**

通过戴镜验光、摘镜后裸眼验光、眼轴测量来判断是否近视进展快,塑形镜降度不足。确认后则需要调整镜片参数,增加近视降度。

## 五、戴错眼别

多数情况下,双眼的角膜塑形镜参数是不同的。如果把左右眼的镜片戴反,则塑形效果就会变化,出现过矫、欠矫甚至镜片偏位的情况,也会表现为视物重影。

**处理方案**

注意排除戴错眼别的情况,做好患者摘戴镜教育。

## 小结

镜片偏位、大瞳孔、塑形过矫、近视进展和戴错眼别是常见的角膜塑形后视物重影的原因,临床应通过检查一一排查并处理。

## 问题6

### 孩子能戴着角膜塑形镜阅读、做作业吗?

先来看一个我们遇到的真实案例:

医生:角膜塑形镜的配适都是好的,角膜也正常,就是近视度数涨得还是快……

妈妈:平时都很注意用眼卫生了,为什么戴了角膜塑形镜还是没效果?

妈妈接电话离开……

医生:小朋友,平时是怎么用眼的?

小朋友:妈妈天天盯着我"一拳一尺一寸"和"20-20-20"原则……

医生:做得很好啊。

小朋友:但我没时间打游戏了,只能睡前躲被窝里玩游戏了。

医生：你睡前不是戴了角膜塑形镜吗？

小朋友：我是戴着角膜塑形镜躲在被窝里打游戏的……这个妈妈不知道……

戴着角膜塑形镜躲在被窝里打游戏的行为对近视的促进作用是：

第一：被窝里环境光线过暗，手机光线过亮，容易视疲劳；

第二：被窝里打游戏时，可能是连续很长时间的用眼，也不可能做到"20-20-20"原则；同时，按已有的流行病学调查研究，儿童使用手机时的阅读距离最近，仅21cm。所以在被窝里打游戏是一种连续、近距离的毁眼行为，是近视的巨大推手；

第三：戴角膜塑形镜阅读、做作业时，近视控制效果会减弱；

第四：在大多数情况下，儿童戴角膜塑形镜后的屈光状态是远视的，这种情况下近距离用眼会增加调节，等于在更近的距离阅读了，也会促进近视。

这里引发了一个问题，孩子能戴着角膜塑形镜阅读、做作业吗？

与过夜戴角膜塑形镜相比，戴着角膜塑形镜做作业有以下三个不同。

## 一、戴角膜塑形镜阅读写作业时，近视控制作用减弱

我们给孩子戴角膜塑形镜的目的是近视控制，让孩子近视增长的速度慢一点儿。

目前认为角膜塑形镜能起到延缓儿童近视进展的主要理论是戴镜以后，角膜中周部会形成一个高曲率的离焦环（图3-6-1）。

这个离焦环能让周边视网膜形成近视性离焦的效果而延缓儿童近视进展。戴框架镜时，周边的物像是落在视网膜之后的，是模糊的；然而，戴了角膜塑形镜之后，角膜中周部形成的高曲率离焦环能让周边的物像也落在视网膜上，周边的物像也是清晰的，这样的成像效果有近视控制作用。

但是，如果戴着角膜塑形镜情况就不一样了。戴镜时，角膜前还有角膜塑形镜，那么角膜塑形镜前表面的形状是否也有这样的高曲率离焦环呢？实际上，角膜塑形镜的前表面比后表面平滑很多，离焦环效果也差很多。我们做过实验：图3-6-2是戴VST设计的角膜塑形镜后的地形图形态，图3-6-3是戴CRT角膜塑形镜后的地形图形态。

可见不同角膜塑形镜的设计、品牌的前表面形态差异很大，但有一个共同点：与摘镜后的角膜相比，角膜塑形镜前表面的离焦环远远没有塑形后角膜上的离焦环明显。这说明，戴角膜塑形镜阅读写作业时，离焦环效果是减弱的，

近视控制作用也是减弱的。

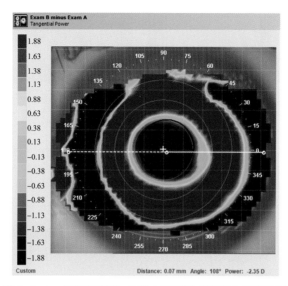

图 3-6-1　角膜塑形后,角膜中周部形成的高曲率离焦环

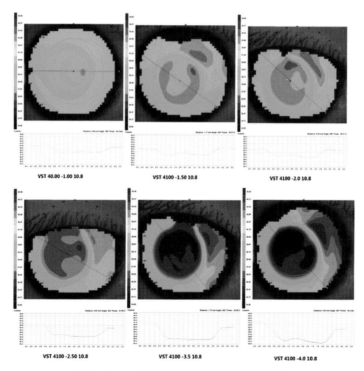

图 3-6-2　部分 VST 的前表面地形图形态

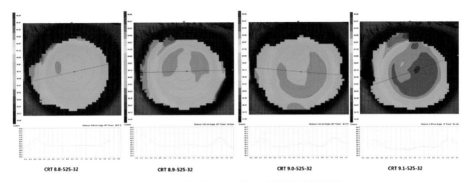

CRT 8.8-525-32　　CRT 8.9-525-32　　CRT 9.0-525-32　　CRT 9.1-525-32

图 3-6-3　部分 CRT 的前表面地形图形态

## 二、戴着角膜塑形镜做作业,可能会增加调节需求

孩子摘掉角膜塑形镜后,屈光度会随着时间逐渐回退,比如一个 300 度近视的儿童,戴塑形镜能刚刚消除其 300 度近视,刚摘镜时,屈光度为 0、视力 1.0;到下午 3:00 时屈光度逐渐回退为 −0.25D、视力 0.8;到晚上 7:00 时回退为 −0.50D,视力 0.6 了。所以,为了避免上述情况,我们在验配时会多给一些塑形的"压力",产生一个过矫的效果。比如 300 度的近视眼,按 375 度的近视去塑形,这样摘镜后孩子的屈光度会呈现一个轻度的远视(比如 +0.75D),这样到晚上时,屈光度会从 +0.75D 回退到 +0.25D 或 0,保持一整天裸眼视力清晰。

目前多数塑形镜都有这样的过矫设计,国内主流的塑形镜过矫量在 +0.50D ～ +0.75D 间,不同品牌间有差异。因为过矫了,孩子戴塑形镜后的屈光状态也是远视的,所以生产商会在镜片上做 +0.50D 或 +0.75D 的光度来抵消 / 矫正这个远视状态。比如:标称降低 300 度近视的塑形镜,实际的塑形量是 375 度,即多"压"75 度近视,所以镜片上有 +0.75D 来抵消因此产生的远视。

但是,塑形后屈光度回弹个体差异很大,有的孩子回弹很快,所以医生常常会按经验给孩子更多的过矫量。比如,给 300 度近视的孩子按 350 度去塑形,即多给 50 度的塑形量,这样做能保持孩子一整天的清晰视力,而且即使孩子的近视有少量增加,塑形镜也仍然能使用,这就能适当延长角膜塑形镜的使用寿命。具体的过矫设计量因年龄、眼睑形态、角膜曲率、角膜散光量、角膜地形图形态、对称性、e 值、角膜厚度、眼压等的不同而不同。

但这样做的话,戴着角膜塑形镜时,眼睛是处于一个稳定、不随时间减少的远视状态。这就会增加调节需求,可能对近视控制不利。比如:戴角膜塑形镜后,到晚上做作业时,屈光度回退到 +0.25 D 或 0;而戴着过矫的角膜塑形镜时(比如 300 度近视按 375 度的塑形量,实际产生了 3.75+0.75=4.50D 的塑形力),戴镜时的屈光度是 +0.75D(镜片上的 +0.75D 抵消后还剩下额外的 +0.75D);也就是说,戴着过矫的角膜塑形镜做作业会增加更多的调节刺激。这种情况可能会干扰近视控制效果。

### 三、戴着角膜塑形镜做作业可能会造成镜片定位不良,塑形效果不佳

塑形镜要起到作用,需要"密闭",过夜戴镜能提高这个"密闭"的环境而起到很好的塑形效果。但睁眼状态戴镜有瞬目,而且泪液交换增加,"密闭"效果不好,塑形效果也会受到影响,离焦环形成不明显。而且日间戴镜时因为不是卧位,镜片会因重力作用向下方偏位,也会对视觉效果造成影响,或者会引入额外的散光。

### 小结

戴着角膜塑形镜阅读、做作业时,近视控制效果可能会减弱,而且可能会影响视觉质量。我们不建议这种做法。

## 问题 7

### 戴角膜塑形镜的时间不够长会影响效果吗?

很多家长询问:医生说角膜塑形镜要戴足 8 小时,否则塑形效果达不到。但是我家孩子作业多,每晚睡眠时间不到 6 小时,原来都是让孩子在睡前 3 小时就开始戴镜的,戴着角膜塑形镜做作业,这样能补足戴镜时间。但您对问题"孩子能戴着角膜塑形镜阅读、做作业吗?"的回答中说戴角膜塑形镜做作业会减弱近视控制效果,那怎么办,会不会造成孩子日间裸眼视力达不到 1.0?

### 一、夜戴塑形镜主要是维持角膜被塑形的状态,不是每天"从头"塑形一次

我了解到很多家长都认为"角膜塑形镜要戴足 8 小时,否则会影响塑形效果"。其实,这种说法是欠准确的。今天的角膜塑形镜设计已经非常成熟,塑

形的效率是很高的,正常情况下,合理的镜片配适完全可以维持日间一整天的清晰视力。比如对于100度以内的低度近视,仅仅给孩子做30分钟的闭眼试戴常常就能达到塑形效果,摘镜视力就能提高到1.0。

角膜塑形初期,角膜曲率从陡峭的状态变为平坦的状态,塑形需要一个过程,这取决于角膜曲率(高曲率塑形快/低曲率塑形慢)、e值(高e值塑形快/低e值塑形慢)、近视度数(度数低塑形快/度数高塑形慢)等因素的共同影响。一般戴镜一晚能达到60%以上的效果,戴镜一周能达到90%以上的效果。而且度数低的孩子的塑形效果会快得多,正常情况下200度以内的近视,戴角膜塑形镜后的第一天,摘镜后就能达到1.0的视力。

当角膜塑形稳定后,角膜已经形成了一个中央平坦、中周边陡峭的形态,以后每晚戴镜就只是维持这个形态,而不是"从头再来"——再把角膜从原始状态塑形一次了。这就意味着,戴角膜塑形镜主要是维持塑形后的形态。这个过程并不需要戴很长的时间就可以达到。所以不必要求每晚戴8小时以上。虽然没有这方面具体的文献研究(比如只让孩子夜间戴镜4小时/6小时以研究日间的塑形状态——这不符合伦理,也没有这样的研究),但我们认为,这种以维持为目的的塑形仅需要比较短的时间(也许4小时)就可以达到效果。

### 二、的确有的孩子戴镜时长不够,日间视力就不好,又是为什么呢?

然而,还是有一些特殊情况,孩子可能会因为戴镜时长不够而日间摘镜后裸眼视力不良。常见的原因包括:近视度数太高,曲率太平坦,e值太小等。这些情况下,角膜本就不容易被塑形到位,即使塑形后,屈光度的回弹也会比较快。

如果是由于上述特殊原因造成,的确会出现日间裸眼视力容易下降、波动、不稳定的情况,可以尝试增加戴镜时长来改善(但即使这样,效果也不一定好)。这些因素是可以在塑形验配前就检查发现的,视光医生应该根据相关的检查结果与家长做好解释沟通工作。

### 三、决定角膜塑形效果的主要因素是镜片配适,不是戴镜时长

如果镜片配适不当,塑形力不够,则角膜无法达到理想的塑形后状态,表现出来就是日间裸眼视力波动大,摘镜后裸眼视力不佳。

举个例子:

图 3-7-1 是我们门诊遇到的一个塑形力不够的孩子的角膜地形图,主诉就

是:摘镜后视力不好。家长说验配师给孩子增加了很多塑形镜的降度了,效果还是不好,日间视力还是差,刚摘镜还可以,2 小时后视力就明显下降了,如果戴镜时长不足,这种情况更明显。

我们分析了孩子的验配资料,发现这是由于镜片反转弧区矢高不足造成的,调整参数更换镜片后,才戴了一天孩子的角膜地形图就改善了(图 3-7-2),裸眼视力可以维持一整天清晰,而且即使过夜戴镜时长仅 5 ~ 6 小时也不影响。

所以,镜片的配适和怎么给镜片处方参数是最重要的。日间视力不佳,不一定要增加"塑形压力"。增加降幅(基弧放得更平)反而可能会偏位,甚至可能造成更多的并发症。

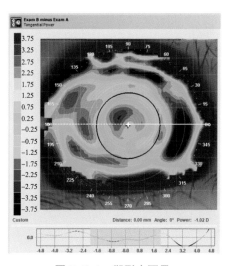 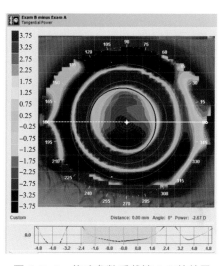

图 3-7-1　塑形力不足　　　　　图 3-7-2　修改参数后戴镜 1 天的效果

### 四、戴镜时长过久反而有角膜损伤风险

其实角膜塑形的配戴时间是"怕长不怕短"的。与日间戴镜相比,过夜戴角膜塑形镜时没有瞬目,也几乎没有泪液交换。如果戴镜时间过久,镜片黏附角膜的概率就会增加,同时微生物感染的概率也会增加。这是因为过长时间戴镜,泪液交换非常少,镜片和角膜间的代谢废物、脱落的上皮细胞、蛋白质等都无法有效排除,就像被"捂"在镜片下,所以容易发生角膜上皮微损伤和微生物感染。近视度数越高,塑形力越大,这种风险就越大。

我们曾经遇到过因为戴镜时间过长反而出现问题的案例。一些戴角膜塑形镜的儿童,平时正常,但到了假期爱睡懒觉,有的睡到中午 12:00 以后才起床,戴角膜塑形镜时间过长,甚至超过 14 小时,就会觉得眼睛痛、干涩、摘镜困难。解决的方案也很简单,只要缩短戴镜时间就能改善。

我们曾经遇到过第一天就过夜戴角膜塑形镜超过 14 小时的情况,结果第二天孩子来复查,镜片黏附角膜,没有泪液交换,摘镜后角膜上出现了明显的"气泡压痕"和镜片压痕(图 3-7-3A)。我们反复核对镜片参数和验配记录,配适没有问题。询问下才了解到家长怕塑形效果不好,特意给孩子超时戴镜了。因为是第一天戴镜,角膜的变化很剧烈而且戴镜时间长就出现了镜片黏附、镜片压痕的情况。这种情况下如果不及时复查,继续这样做的话风险是很大的。

处理的方法很简单,我们给家长做了充分的科普,后面孩子每天戴镜 10 小时以内就很正常了(图 3-7-3B)。

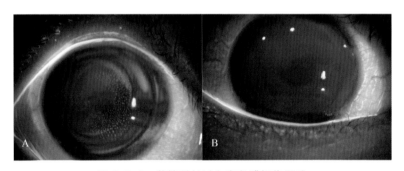

图 3-7-3　戴镜时长过久有角膜损伤风险

A.戴镜时长过久造成的镜片压痕;B.戴镜 10 小时以内,角膜正常。

## 小结

"民间传说"角膜塑形镜要戴够 8 小时的说法是欠准确的,400 度以下的近视,多数情况下,只要配适良好,不必刻意保持 8 小时以上的戴镜时间。

镜片配适(而不是戴镜时长)才是决定日间视力的最重要因素。

反而要注意的是,角膜塑形镜戴镜一般不要超过 12 小时,戴太长时间有风险。

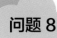

**问题 8**

## 戴角膜塑形镜需要备用框架眼镜吗？怎么配？

有家长问：孩子在戴角膜塑形镜，白天不用戴镜倒是很方便，但有时会因为各种原因没有条件或不能戴镜，需要临时停戴角膜塑形镜，但停戴后就看不清黑板了，想配一副备用的框架镜给他戴，怎么配呢？

停戴角膜塑形镜后，角膜曲率、角膜地形图会逐渐回退到塑形前的状态，屈光度（近视）也会逐渐回退，但回退的速度因人而异，个体差异非常大。目前关于停戴角膜塑形镜后眼球各项相关指标回弹速度的研究还不多，但总的来说：近视度数越高回退越快；近视度数越低回退越慢。所以如何按家长所述，给孩子配一副临时使用的备用框架镜还真是一个棘手的问题。

我们的一些方法和经验如下：

### 一、预估停戴角膜塑形镜后屈光回退的速度

近视度数越高回弹越快，停戴 1 天，第二天视力会明显下降；而近视度数越低，回弹越慢。低度近视者停戴塑形镜后第二天的视力多数还能满足日常生活学习的需求。

视光医生需要根据近视度数来预估停戴后屈光回退的速度。比如，如果塑形前是 100 度近视，则近视回弹慢，即使回弹，度数也不会高，日间视力基本够用，不必备用框架镜。而如果是 600 度近视，如表 3-8-1 所示，停戴 2 天也许就回弹近 60% 变为 350 度近视了，没有备用镜就无法看清黑板了。

表 3-8-1 一个 600 度近视的儿童，停戴角膜塑形镜后
7 天内可能的近视度数和视力变化情况

| 戴镜状态 | 戴镜 | 停戴 | 停戴1天 | 停戴2天 | 停戴3天 | 停戴4天 | 停戴5天 | 停戴6天 | 停戴7天 |
|---|---|---|---|---|---|---|---|---|---|
| 近视度数 | 0 | 0 | 200度 | 350度 | 450度 | 500度 | 550度 | 575度 | 600度 |
| 裸眼视力 | 1.0 | 1.0 | 0.5 | 0.2 | 0.1 | 0.1 | 0.06 | 0.05 | 0.05 |

注：停戴天数，是排除了停戴镜后的第一天的，因为第一天的塑形效果还会保留。比

如:周一晚停戴镜,周二视力仍然保持良好,但周二晚没有戴镜,周三视力开始下降,周三才算是"停戴第1天"。

## 二、备用镜是准备在停戴几天以后使用? 准备使用几天? 在什么场景使用?

停戴后,近视度数逐渐回退,这意味着每天甚至每个小时的近视度数都在变化,而且回弹速度的个体差异极大,这是最难处理的问题。

如果是停戴1天,估计回弹20%,可以配一副1/3近视量的备用镜。

如果是停戴2～3天,估计回弹50%～60%,可以配一副1/2近视量的备用镜。如果家里有旧的更低度数的近视眼镜可以备用。

如果是停戴4～5天,估计回弹80%～90%以上了,可以配一副3/4～足矫近视的备用镜。

如果停戴6天以上已属于长期停戴了,可以使用原来的矫正眼镜(旧镜),或配一副略欠矫(欠矫0.25D)或足矫的备用镜。

一般完全回弹需要停戴3周以上,高度近视完全回弹需要停戴的时间更长。

验配和使用备用镜还要注意:

1. 尽量不过矫。即,看近不使用,仅看远使用备用框镜;仅在需要时(看黑板)临时使用。这样做可以最大化地避免可能出现的近视过矫。

2. 一些近视度数较高的儿童可能需要配多副备用镜。比如,一个500度近视的儿童,配一副 –1.50D、一副 –3.50D 和一副 –5.00D 的备用镜,分别在停戴后第一、二天,第四、五天和6天以后使用。

3. 停戴后的散光量与镜片定位有关,如果镜片偏位,停戴后短期内可能有不规则散光或斜轴散光,6～7天后会回到塑形前的散光状态。这种情况下可不考虑在回弹过程中对备用镜给散光处方(没法/也不用精确地给散光处方),而用原屈光度的等效球镜度估计计算即可。如镜片定位正位,可以参考验光结果给散光处方。

由于停戴塑形镜后,每天的近视度数都在变化,所以我们是无法做精确验配的,视光医生只能按孩子的近视度数、角膜地形图特征,结合备用镜的使用时间和使用场景,给一个粗略的处方方案。医生一定要和家长沟通清楚这些情况。

上述只是大概的经验,实际操作中还会有很多个性化的调整。所以,怎么给戴角膜塑形镜的孩子配备用的框架镜还真是一门"模糊的艺术"。

### 小结

儿童验配了角膜塑形镜,在持续戴镜的前提下,摘镜后日间可获得相对清晰、能满足日常生活学习的裸眼视力。高度近视者,可以在部分塑形并且稳定后,日间再戴一副低度框架镜矫正残余的近视量。

但如果停戴塑形镜,在屈光度回弹的这段时间内,孩子上课看不清黑板也是需要解决的问题。怎么验配备用镜是需要综合多方面因素考量的,视光医生应该在配戴前与家长充分沟通。高度近视者停戴角膜塑形镜后屈光度波动更大,尤其要注意说明这个问题。

另外,也可以选择用一系列不同光度的日抛型软性角膜接触镜来替代。这种方法的好处是立即可以获得标准化的不同光度的镜片;缺点是市场上的日抛型角膜接触镜都是同一个光度下大包装的,买一个度数要买 10～30 片,买不同的光度就意味着要买很多。日抛型角膜接触镜是一次性的,以后遇到这种情况需要再购买。而且,儿童摘、戴软性角膜接触镜的操作难度比硬性的角膜塑形镜大,摘戴操作不当也有眼表损伤的风险。同时,在不适合戴角膜塑形镜的情况下,如眼部感染、发热等,也不适合戴软性接触镜,只能选择备用框架镜。

## 问题 9

### 高度近视者配戴角膜塑形镜有什么需要注意的?

近视度数越高,角膜曲率变平坦的量也越大,角膜被塑形的量就越大。在塑形过程中,角膜上皮损伤的可能性也越大。多数角膜塑形镜设计中,把 400 度近视作为安全塑形的上限,我们也可以看到目前发表的多数论文中,研究的纳入对象多是近视在 400 度以内的患者。近年来,随着角膜塑形镜片材料学和设计的进步,有的品牌/生产商已被批准 400 度以上塑形产品的许可证。我国目前注册的角膜塑形镜产品中,许可的近视塑形的最高度数是 600 度。所以,可以认为,对于角膜塑形镜配戴者来说,超过 400 度都算作高度近视,其配戴风险大于 400 度以内近视的配戴者,因而这个群体更加值得重视。

以下提到的高度近视者,特指 400 度以上的近视者。

### 一、为什么高度近视者戴角膜塑形镜的风险会加大?

1.近视度数越高,要求的塑形力量越大,角膜上皮损伤的风险也越大。

角膜塑形的基本原理是通过让角膜上皮厚度重新分布(中央的角膜上皮变薄而周边的角膜上皮变厚),使中央光学区的角膜曲率平坦化,来达到暂时消除近视的目的。近视度数越高,塑形后要求角膜曲率平坦化的量越大(图 3-9-1)。

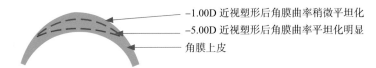

-1.00D 近视塑形后角膜曲率稍微平坦化
-5.00D 近视塑形后角膜曲率平坦化明显
角膜上皮

图 3-9-1　近视度数越高,塑形后要求角膜曲率平坦化的量越大

戴角膜塑形镜后,角膜上皮重新分布:近视度数低者,中央上皮稍微变薄就可以达到相应的角膜曲率平坦化目标;而高度近视者要求中央角膜上皮变薄的量较多才能使角膜曲率达到相应的平坦化目标(图 3-9-2)。

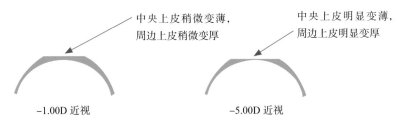

中央上皮稍微变薄,
周边上皮稍微变厚

中央上皮明显变薄,
周边上皮明显变厚

-1.00D 近视　　　　　　-5.00D 近视

图 3-9-2　低度近视和高度近视者角膜塑形后的角膜上皮分布示意图

所以,近视度数越高者,要求的角膜上皮厚度重新分布的量(塑形力量)越多,角膜上皮损伤(上皮脱落、点染)的风险也越大。

2.近视度数越高,塑形后发生镜片黏附的概率越高。

高度近视做角膜塑形时,角膜上皮重塑量更大。随着塑形的进行,角膜上皮细胞逐渐填充塑形镜片和角膜间的间隙,后期可能会出现镜片配适逐渐变紧的情况(图 3-9-3),表现为摘镜时感觉镜片"紧",不容易摘镜。如果摘戴不当就很容易损伤角膜上皮,所以建议高度近视者摘镜时一定要按本章问题 1 "角膜塑形镜怎么安全摘镜?"中的七步法来做,避免角膜上皮损伤。

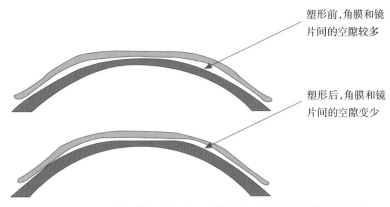

塑形前,角膜和镜
片间的空隙较多

塑形后,角膜和镜
片间的空隙变少

图 3-9-3　塑形后角膜上皮细胞逐渐填充塑形镜片和角膜间的间隙

## 二、高度近视配戴角膜塑形镜的注意事项

1. 400 度以上近视者配戴角膜塑形镜的风险会大于低度近视者,所以遵医嘱定期复查更加重要。

2. 戴镜前期(1 周到 1 个月期间),塑形力量比较强,角膜上皮容易损伤,建议 400 度以上近视者,日间常规使用无防腐剂人工泪液点眼,修复可能损伤的角膜上皮。

3. 由于润眼液黏度比较高,高度近视塑形初期更容易发生镜片黏附角膜的情况,建议戴镜尽早使用低黏度无防腐剂的人工泪液取代润眼液。

4. 摘镜前先滴低黏度无防腐剂人工泪液,使之容易进入镜片下,镜片和角膜分离,再安全摘镜。

## 三、长期戴角膜塑形镜后角膜会变薄吗?

最后,有家长担心,高度近视塑形后,角膜上皮会变得很薄,长期下来会不会造成角膜变薄,甚至以后不能做角膜屈光手术?

关于长期角膜塑形后角膜厚度是否会有改变,已经有大量的临床研究数据报告了。目前多认为长期配戴角膜塑形镜不会影响角膜厚度,所以,也不会影响未来做角膜屈光手术。

正常中央角膜厚度是 $500 \sim 550\,\mu m$。正常角膜上皮厚度是 $35 \sim 40\,\mu m$,约占角膜总体厚度的 1/10。EI Hage 的研究认为,角膜上皮的厚度减少 $10\,\mu m$,近视降幅下降约 1D。角膜上皮厚度下降量与近视塑形幅度不是线性关系,所以并非 400 度近视者,角膜上皮厚度就要减少 $40\,\mu m$(一般最多减少

20～25μm）。无论近视有多高,塑形后,中央总是会保留一定厚度的角膜上皮的,当然近视度数越高,保留的上皮量会越少。所以,虽然角膜塑形后角膜上皮变薄了,但对中央角膜总厚度来说,这点变化量的比例并不大,最多变化4%～5%。而且停戴角膜塑形镜后,更新的,即新生长出来的角膜上皮会重新回到正常厚度。

同理,塑形后虽然角膜上皮会变薄,但这点变薄量最多是20μm（即0.02mm）,与眼轴23mm不是一个量级的,所以不会显著影响眼轴的测量结果。

### 小结

400度以上近视配戴角膜塑形镜者,应注意:勤复查,日常使用无防腐剂低黏度人工泪液点眼和摘镜。

戴角膜塑形镜不会使角膜变薄。

## 问题 10

### 戴了角膜塑形镜后可以游泳吗？需要注意什么？

孩子在戴角膜塑形镜控制近视,但还上着游泳课,每次游泳后都感觉眼睛红、不舒服。那么戴了角膜塑形镜以后可以游泳吗？如果可以的话需要注意什么？

游泳池是要定期做水处理的,具体包括:①灭藻、抑藻（青苔）与杀虫;②调节pH（酸碱度）;③杀菌与消毒;④投放净水剂（沉淀）;⑤吸污,把沉淀到池底的污物吸收、排出池外。

所以,游泳池里的水有一些消毒、杀菌剂的成分,比如硫酸铜、氯水。水里也有一些致病微生物,一些检验不合规的游泳池的致病微生物会超标。游泳池的水对眼表是有一定的刺激作用的。正常配戴角膜塑形镜的儿童,角膜是完好的,和不戴塑形镜的儿童并没有本质的区别,所以是可以游泳的。但是有以下三点需要注意:

#### 一、戴"不漏水"的游泳镜

选择密封性能好、不漏水的游泳镜,最大限度地减少游泳池水接触到眼睛的可能性。摘游泳镜时也需要注意避免头发、面部的泳池水进入眼睛。可以准备一条毛巾擦干头面部残余的水。

## 二、游泳后使用无防腐剂人工泪液冲洗眼表，不要使用抗生素滴眼

实际上，游泳时很难完全保证游泳池的水不进入眼睛，而池水中的化学物质或微生物对眼表有刺激性，容易产生眼红、眼痒的症状。

很多家长习惯给孩子用抗生素滴眼以预防感染，我们不建议这样做。长期、无规律使用抗生素点眼，只会破坏眼表的微生物平衡，反而增加致病微生物的耐药性。所以，建议游泳后给孩子点无防腐剂的人工泪液，其可以冲刷留存在结膜囊的残余化学物质，而不会带来副作用。

一些儿童有倒睫，倒睫可能会造成角膜上皮长期脱落，更要强调游泳后使用无防腐剂人工泪液点眼。

## 三、确认角膜塑形镜的验配是合适的，角膜是完好无损伤的

高度近视、高 e 值、角膜曲率较高等特殊患者，在配戴角膜塑形镜初期，角膜上皮重塑的力量比较大，容易发生点染、角膜上皮脱落，不建议游泳。而戴角膜塑形镜稳定后（一般是 1 个月以后），角膜上皮点染、脱落的情况会大幅度减少，在视光医生处检查确认角膜上皮是完好的，也可以游泳。

## 问题 11

### 我知道角膜塑形镜的好处，但更想知道戴角膜塑形镜的坏处？

很多家长问：最近学习了解了很多角膜塑形镜的相关知识，都知道这是能有效控制儿童近视的光学方法，而且白天不用戴镜，有很多好处。但我更想知道戴 OK 镜的坏处，对眼睛健康有没有损伤？

天下没有十全十美的事情，就儿童近视控制而言，的确没有又方便、又安全、又有效、又便宜、又省事而且没有副作用的方法，有优点必然有缺点。

角膜塑形镜几个明显的缺点包括：

1. 贵，每年的配戴成本（包括镜片和护理液费用）在 12 000～18 000 元左右。
2. 操作起来比较麻烦，摘戴镜、护理都需要耐心且费时。
3. 需要定期复查。
4. 戴角膜塑形镜后，中央治疗区角膜曲率平坦化，中周部的角膜曲率环形陡峭化，形成了一个高曲率的"牛眼离焦环"。这种变化会造成高阶像差增

加,配戴者的视觉质量会下降,产生眩光。尤其是当治疗区直径小或瞳孔大或镜片定位偏位时,会更明显。

5. 高度近视的孩子日间还需要戴一副低度的框架镜,日间视力会波动。

6. 如果需要临时停戴,度数每天逐渐回弹,每天度数都不一样,孩子视力每天都在变化,很难配镜,不戴镜又看不清黑板。

7. 角膜塑形镜是接触镜,戴到眼睛里有感染风险,这是角膜塑形镜的"硬伤"。

前面6条的确是角膜塑形镜的缺点,但都是可克服或可逆的。其实,家长们最担心的还是第7点,戴角膜塑形镜的安全性,担心戴镜对眼球造成感染或不可逆的损伤。本文归纳儿童配戴角膜塑形镜对眼的安全性、副作用等不良反应情况,一一分析。

## 一、微生物性角膜炎(microbial keratitis,MK)

微生物性角膜炎(MK)是角膜塑形镜最严重的并发症,容易引起不可逆的角膜损伤。戴角膜塑形镜的确会增加角膜感染的风险。这是因为:

1. 过夜戴镜时,微生物(细菌)有更多的时间在镜片下相对密闭的空间中聚积、增殖。

2. 过夜戴镜时,闭眼状态无瞬目,镜下泪液交换少,镜片前后的泪液循环机制消除,不能及时冲刷和带走角膜表面的微生物、细胞残屑、蛋白质和代谢废物等,眼表的正常防御机制减弱。

3. 配戴角膜塑形镜后,角膜上皮细胞重新分布,中央上皮变薄,甚至发生角膜上皮脱落,这些情况会改变、降低角膜上皮的完整性,增加角膜对微生物的易感性。

Van Meter 等(2008)在综述中报告了1988—2008年来的所有微生物性角膜炎的报告,多数病例是在我国发生的。发生微生物性角膜炎的主要原因是从业人员技能不足、缺乏培训,验配流程不完善,配戴者摘戴镜和护理的依从性差、不定期复查等。Bullimore M A(2013)的一项大规模回顾性研究报道了MK的发病率,估计为儿童每10 000例中每年13.9例(总体是每10 000例中每年7.7例),配戴角膜塑形镜造成的MK风险与其他夜戴型接触镜相似。调查发现,铜绿假单胞菌(绿脓杆菌)和棘阿米巴是最常被报道的角膜塑形镜相关感染性角膜炎的病原体,两者都需要早期诊断和及时治疗,否则很容易造成严重并发症。

上述两项调查都是 10 年或 10 余年前的报道。早期的角膜塑形后微生物感染的报告,主要是在我国发生的。主要是因为东亚近视发病率高,接受角膜塑形的群体基数大,导致总体的微生物感染报告也较多。

另外,当时(2008 年前)因配戴角膜塑形镜导致微生物感染的报告多出现在眼镜店等非医疗机构,验配人员多不具备医疗资质。多数验配师缺乏规范、系统化的培训,而且也没有角膜地形图这样监控角膜形态变化、辅助参数调整的重要设备,可以说,当时的塑形镜验配是"盲配"的。在当时,验配师和配戴者(或家长)更多地把角膜塑形镜当作普通的软性角膜接触镜来看待,从业人员技能缺乏,家长也没有风险意识,依从性也很差,不能常规复查,所以出现了较多的角膜感染报告。

原国家食品药品监督管理局 2002 年发布了法规,针对角膜塑形镜产品、验配技能 / 流程、从业人员培训和认证、最低要求的仪器设备等提出了要求和规范。

近年来,角膜塑形在儿童近视控制中的应用和研究进入一个快速发展阶段,截至笔者写作时,在 PubMed 中检索"角膜塑形镜(orthokeratology)"关键词可以看到,相关研究文章共计 604 篇,2010 年后角膜塑形的相关研究爆发式增长(图 3-11-1),预计未来几年内仍然会保持快速增长的态势。

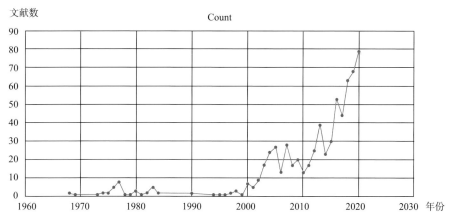

图 3-11-1　PubMed 中检索"角膜塑形镜(orthokeratology)"
关键词获得的逐年发表文献数

近年来,角膜塑形镜快速普及和发展,镜片材料学飞速进步,镜片设计改进,人们越来越重视其不良反应和并发症,已经很少见有微生物性角膜炎(MK)的案例报告。

然而,角膜感染仍然是"悬在角膜塑形头上的达摩克利斯之剑",需要时时警惕、防范。

## 二、角膜点染,镜片黏附,泪膜稳定性下降

角膜塑形后角膜点染非常常见。根据临床研究报告,近视度数越高,戴塑形镜后角膜点染的发生率越高,点染也越深、越严重。有研究报告,超过 −5.00D 的角膜塑形发生角膜上皮脱落的概率是 63%。近视度数高还容易出现镜片黏附,镜片黏附严重的会出现角膜压痕,且更容易出现角膜中央点染(图 3-11-2)。

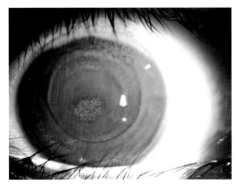

图 3-11-2　角膜压痕、角膜中央点染

角膜点染按形态可分为散发性或弥漫性点状染色、斑片状染色。散发性点状染色比较常见,一般也不用处理;斑片状染色则比较严重,需要停戴镜片和用药处理。

一般来说,角膜周边的点染常常与戴角膜塑形镜关系不大,与其他眼部疾病相关,比如:倒睫、睑板腺功能障碍、干眼、过敏性结膜炎、护理液过敏等。持续的角膜中央的点染常常是由于镜片配适不佳,镜片偏位/黏附等验配原因造成,需要及时调整镜片参数,改善配适。

角膜中央点染非常值得重视,其更容易继发微生物感染。如观察到 Efron 分级 2 级以上的角膜点染时,需要停戴角膜塑形镜,并及时使用修复角膜上皮的滴眼液或无防腐剂人工泪液或配合使用抗生素滴眼。

高度近视患者戴角膜塑形镜早期塑形力强,角膜上皮重塑剧烈,特别容易发生镜片黏附和角膜上皮点染。尤其要注意摘镜不当容易造成角膜上皮点染,推荐安全摘镜七步法(详见本章问题 1:角膜塑形镜怎么安全摘镜?)

有临床研究发现,长期配戴角膜塑形镜会减少基础泪液分泌,影响泪膜稳定性,但有干眼临床主诉的不多。

### 三、角膜厚度

角膜塑形的基本原理就是让中央的角膜上皮变薄、平坦化,而中周边的角膜上皮变厚、陡峭化。EI Hage 的研究认为,角膜上皮的厚度减少 10 μm,近视降幅下降约 1D。但厚度下降量与近视塑形幅度非线性关系,一般中央角膜上皮最多减少 20 ~ 25μm,对中央角膜总厚度来说,变化量为 4% ~ 5%。

一般配戴塑形镜 24 小时就可以观察到角膜中央上皮明显变薄。角膜中央变薄以上皮变薄为主,而中周部的角膜增厚会同时涉及角膜上皮增厚和基质层增厚。

对于近视度数较高的塑形镜配戴者来说,角膜上皮变薄的程度更大,就比较容易造成角膜上皮损伤。

### 四、无临床意义的副作用

长期配戴角膜塑形镜,角膜还会发生一些微小的改变,但是没有临床意义。打个比方,这就像:每天晒太阳皮肤会变黑,但不会影响皮肤的生理功能。角膜的这些变化可能包括:

#### (一)上皮下铁质色素沉积环 / 白色纤维线

长期配戴角膜塑形镜会造成角膜上皮下铁质色素沉积环和 / 或白色纤维线(图 3-11-3),高度近视塑形者更常见。但没有临床症状,也不用治疗。

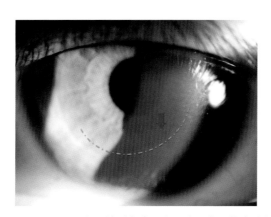

图 3-11-3 上皮下铁质色素沉积环(图中环状虚线)

（二）内皮

大样本、纵向研究提示，配戴角膜塑形镜后，内皮细胞密度、角膜多形性或多态性等形态学特征没有显著的短期或长期变化。

一般来说，角膜缺氧会造成角膜内皮减少和形态学变化。现代角膜塑形镜的材料都是高透气的材料，一般不会引起角膜缺氧的问题。但临床工作中，我们还是需要常规给患者做角膜内皮检查和跟踪。

（三）眼压／角膜生物力学变化

有研究表明，角膜塑形后眼压（intraocular pressure，IOP）会下降，一般在戴镜1周时达到谷底水平并稳定。这与角膜曲率的变化一致，多数在戴镜1周角膜曲率变平到目标值。这是因为塑形后角膜中央曲率平坦化，眼压测量与角膜曲率相关，所以并不是真正的眼压下降，而是测量方式造成的误差。

角膜黏滞性（corneal hysteresis，CH）和角膜阻力因子（corneal resistance factor，CRF）是 Reichert 眼反应分析仪测量的角膜生物力学特性。CH 反映了角膜组织在短暂的外力作用后恢复到原来形状的能力，CRF 是 CH 的衍生测量指标，体现的是角膜组织的整体抗性。角膜塑形后的第一周，IOP、CH 和 CRF 会降低，但 CH 和 CRF 在 1 个月后逐渐恢复到基线水平，而且在之后的 6 个月都保持不变。

这些变化不会影响角膜的正常生理功能。

小结

世上本无十全十美之事，角膜塑形有优点也有缺点。角膜塑形镜价格贵，操作费事、费时，而且有一定的医学风险。配戴角膜塑形镜的主要医学风险是：角膜微生物感染。

角膜塑形的成功取决于多种因素，包括：合适的镜片配适，正确、规范的镜片使用和护理，定期复诊，及时处理并发症。

**我们的体会**

角膜塑形镜是接触镜，也是三类医疗器械。戴到眼睛里的医疗器械肯定有感染风险，但在严谨、规范的条件下验配是安全、风险可控的，但没有 100% 的安全。医生主要是帮患者评价配戴角膜塑形镜带来的收益和风险，找到最佳的风险收益平衡点。

什么也不做最安全！

# 第四章

# 角膜塑形镜近视控制相关问题

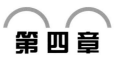

## 问题 1

孩子戴了 1 年角膜塑形镜，怎么知道起了多少近视控制作用呢？

我们常常说某种医学干预手段对儿童近视进展的控制率是 60%，指的是在同等条件下，采用该方法可以让近视度数少增长 60%。比如：不干预近视的话，每年近视增加 100 度；通过某种干预措施治疗后，近视每年增长 40 度，少增长了 60 度，即近视控制率 60%。这些研究都是大数据研究，研究的过程是划分了两组受试者，一组用了干预措施，称为试验组，一组未用干预措施，称为对照组，一段时间后对比两组间差异获得结果。

家长常常会问，"怎么知道我的孩子戴了这一年的角膜塑形镜有多少近视控制效果呢？镜片这么贵，又麻烦，又有风险，如果我的孩子戴了无效，我就不继续验配了。"

方法一：对比大数据

其实这个问题是很难回答的。我们没法知道假如孩子这一年没有戴角膜塑形镜，在不干预情况下的近视进展情况，只能和同等情况下未做干预的同龄儿童的近视平均进展量去比较。

不同年龄儿童的年平均近视进展量又是多少呢？那就需要查阅儿童近视的流行病学调查文献。比如：Donovan（2012）做了有关儿童近视进展的 meta 分析，该研究报告了亚裔和欧洲裔城市儿童配戴框架眼镜的近视进展率。研究中使用了 20 项研究、14 项干预试验和 6 项纵向观察研究的数据来分析儿童近视进展的速度，结果显示：近视进展速度随着年龄的增长而下降，亚裔儿童的近视年平均进展量 $=-0.014 \times$ 年龄 $^2+0.39 \times$ 年龄 $-3.16$。即，亚裔儿童 7 岁时每年平均进展 1.12D,而到 12 岁时每年平均进展 0.50D。女孩比男孩近视进展略快。多数情况下,近视在青少年晚期趋于稳定,大多数患者的近视进展会随着时间的推移而减缓。按这个研究中得到的公式计算,8 岁儿童戴框架眼镜,不做干预,近视每年平均进展 100 度。

然而,不同个体间是有差异的。角膜塑形镜的近视控制效果会受到年龄、眼轴长度、角膜曲率、塑形后角膜形态、离焦环范围和离焦量、用眼习惯和用眼环境等的影响。个体与平均人群相比可能还不够"精准"或有较大误差。

方法二:自身对照

所以,如果真想认真回答"怎么知道我的孩子戴了这一年的角膜塑形镜有多少近视控制效果呢?"这个问题,自身对照也许是一个比较好的方法。即,如果双眼的近视度数、眼轴差不多的话,一眼戴角膜塑形镜,一眼不戴镜,观察一段时间后,就可以看出两眼的近视进展差异了。然而,这样做会有非常多的不方便,孩子日间一眼塑形后看得清楚,而另外一眼则模糊,比较难适应,也不利于双眼视觉的发育。临床上也很少这样去处理。

但如果遇到单眼近视的儿童则正好可以用这个方法判断戴角膜塑形镜的近视控制效果。近视的一眼戴角膜塑形镜,对照未近视、未戴镜的一眼的眼轴变化。临床上常常观察到,戴角膜塑形镜的近视眼的眼轴增长速度慢于未戴镜的正视眼。

小结

我们的确无法准确预见"如果孩子不戴角膜塑形镜,不做近视干预将会怎么样?"对比同龄儿童近视进展的流行病学研究结果是一种靠谱的方法。推荐阅读我们出版的《儿童近视防控——从入门到精通》,这本书已经把各种大数据临床研究结果汇总出来,通俗易懂,一看即知。

**问题 2**

孩子戴角膜塑形镜近视控制,要戴到几岁?
停止近视控制的标准是什么?

有家长问,孩子戴角膜塑形镜近视控制,要戴到几岁?怎么判断可以停止近视干预了?标准是什么?

Goss，Winkler（1983）的研究中，近视增长一般会在 14 ～ 16 岁稳定下来。Donovan（2012）认为多数情况下，近视在青少年晚期趋于稳定。COMET 研究组（2013）对多民族儿童的研究认为近视进展稳定的年龄是（15.6±4）岁，但也有一些人，近视进展会持续到 20 多岁。COMET 研究表明 95% 的近视者在 24 岁后完全稳定。目前关于 18 岁以后近视的发展过程的纵向研究还不多。

可以认为，儿童近视医学干预"性价比"最高的阶段是 ≤12 岁。在大多数的情况下，女孩 13 岁、男孩 14 岁以后，近视增长会自然减缓，做医学干预的意义不如在更小的年龄进行大。比如，13 岁的女孩，正常用眼的情况下，一年自然增长 25 ～ 50 度近视，而用了医学干预手段，比如角膜塑形镜，近视增长 12 ～ 25 度，我们认为可以做近视干预，但临床意义不大。

对于 14 岁后仍然观察到近视进展快或者度数比较高的儿童，也是推荐继续使用医学手段做近视干预的。

### 小结

停止近视控制的时机首先看年龄。在大多数的情况下，13 岁（女）/14 岁（男）以后，近视进展速度自然减缓，可以逐渐停止近视医学干预；少数人近视还会持续进展，需要继续做近视控制。其次是定期观察近视进展情况，按近视进展速度决定停止医学干预时机。如果停止医学干预后发现近视进展又加速，可以继续干预。

## 问题 3

### 低浓度阿托品联合角膜塑形镜控制效果怎么样？

低浓度阿托品和角膜塑形镜都是近年来儿童近视控制研究的热点，而且最近的研究发现，如果两者联合使用进行儿童近视控制，会获得更好的效果。

日本学者 Nozomi Kinoshita 等，对 40 名 8 ～ 12 岁的日本儿童（等效屈光度为 –1.00 ～ – 6.00D）验配角膜塑形镜，3 个月后把这些儿童随机分为两组，一组为配戴角膜塑形镜同时联合 0.01% 阿托品滴眼液治疗，称为联合治疗组；或单给角膜塑形镜治疗，称为角膜塑形组。联合治疗组每晚点 1 次 0.01% 的阿托品滴眼液。每 3 个月测量 1 次眼轴，观察 1 年后两组儿童的眼轴增长结果。

结果发现,联合治疗组 1 年后眼轴增加(0.09 ± 0.12)mm,而角膜塑形组眼轴增加(0.19 ± 0.15)mm($P = 0.0356$),角膜塑形镜联合低浓度阿托品组,眼轴增加更慢。同时,研究者还发现,300 度以内的低度近视者使用角膜塑形镜联合 0.01% 阿托品的效果更好,而对于 300 ~ 600 度的中高度近视者来说,是否联合 0.01% 阿托品一起使用的差别不大。

陈志等(2019)对 60 例完成 2 年角膜塑形镜治疗的 5.6 ~ 11.6 岁(平均 8.3 岁 ±1.5 岁)儿童作了回顾性分析。这些儿童第一年配戴角膜塑形镜(第一阶段)时,眼轴年增长(0.46 ± 0.16)mm。第二年开始起,每晚联合滴 0.01% 阿托品(第二阶段)。

结果显示,第二年联合使用 0.01% 阿托品后,眼轴年增长(0.14 ± 0.14)mm($t = -11.988$,$P < 0.001$)。其中,第一年眼轴增长快的儿童联合用 0.01% 阿托品后,眼轴增长率下降更明显($t = -8.052$,$P < 0.001$),提示配戴角膜塑形镜的同时联合使用低浓度阿托品可以获得更好的近视控制效果。

小结

角膜塑形镜联合低浓度阿托品的近视控制效果是 1+1 > 2 的。特别建议低度近视的儿童配戴角膜塑形镜时联合使用低浓度阿托品。

## 问题 4

### 孩子刚配了角膜塑形镜,怎么知道镜片会对近视控制有效?

很多家长询问,孩子刚验配了角膜塑形镜,有没有预测戴镜后的近视控制效果的办法?

Zhouyue Li 等(2019)做的一个前瞻性临床研究正好能回答这个问题。研究者选取了 50 例 9 ~ 14 岁的近视儿童。29 名受试者连续配戴 12 个月角膜塑形镜后停戴 1 个月。其间用相干光断层扫描(OCT)测量中心凹下脉络膜厚度(subfoveal choroidal thickness,SFChT)。

结果发现,在戴镜 1 个月时中心凹下脉络膜厚度比基线增加了 16 μm,脉络膜增厚的程度在 6 个月和 12 个月的随访时一直保持不变。脉络膜增厚的原因可能与戴角膜塑形镜后周边视网膜形成近视性离焦状态有关。连续配戴

12 个月角膜塑形镜后停戴 1 个月,中心凹下脉络膜厚度和其他参数(顶点角膜曲率、中央角膜厚度、前房深度)恢复至基线水平(图 4-4-1)。推测是停戴角膜塑形镜后,视网膜周边近视性离焦状态消除,脉络膜厚度回到基线水平。

　　研究发现,1 个月时的中心凹下脉络膜厚度(SFChT)变化与 13 个月时的眼轴变化成负相关——1 个月时脉络膜增厚量越大,第 13 个月时的眼轴增长就越少,即近视控制效果越好。

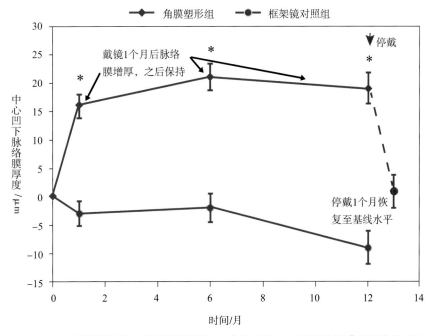

图 4-4-1　角膜塑形组和框架镜对照组 13 个月间的中心凹下脉络膜厚度变化对比

　　角膜塑形组眼轴增长明显慢于框架眼镜对照组(图 4-4-2)。推测脉络膜增厚会影响视网膜和脉络膜的氧供和分子合成,从而改变巩膜细胞外基质的生物合成,延缓眼轴增长。

　　配戴角膜塑形镜后,中心凹下脉络膜厚度会增加。现在的生物测量技术测量的眼轴值是从角膜到视网膜色素上皮层的距离,所以脉络膜增厚,会把色素上皮层向前推移,所测量到的眼轴会缩短。

　　但令人难以理解的是:脉络膜增厚的变化量比眼轴的变化量(缩短量)小很多,也就是说会出现脉络膜增厚一点点儿,而眼轴缩短很多的情况——目前的科学研究还无法解释这个现象。

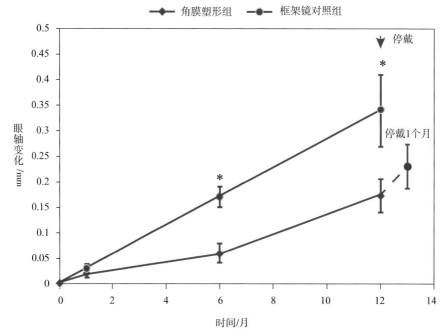

图 4-4-2　角膜塑形组和框架镜对照组 13 个月间的眼轴变化对比

## 小结

儿童配戴角膜塑形镜后,短期(1 个月)中心凹下脉络膜厚度会增加。1 个月时增厚量越大,以后眼轴控制效果越好。所以,戴角膜塑形镜后短期脉络膜的增厚量可以是其近视控制效果的一个预测指标。

停戴角膜塑形镜后,脉络膜厚度会恢复到戴镜前的水平。

脉络膜增厚会导致眼轴缩短,所以如果没有 OCT,可以用眼轴测量来估计。也就是,戴角膜塑形镜 1 个月时,眼轴可能会缩短,缩短的量越大,以后的近视控制效果会越好。

注意,角膜塑形镜还是得先验配,并且戴镜 1 个月才能预测近视控制效果。目前还没有办法在孩子配戴角膜塑形镜前就做出预测。

## 问题 5

### 角膜塑形镜联合低浓度阿托品后,脉络膜增厚会更多吗?

前文问题 4"孩子刚配了角膜塑形镜,怎么知道镜片会对近视控制有效?"中提道,戴角膜塑形镜后,视网膜中心凹下脉络膜会增厚。接着就有人问:是否角膜塑形镜联合低浓度阿托品治疗后,脉络膜可以增厚更多,能获得更好的近视控制效果?

最新的研究发现,角膜塑形镜联合低浓度阿托品组 1 个月后脉络膜的增厚量比单用阿托品组多,即配戴角膜塑形镜联合低浓度阿托品后,脉络膜增厚会更多些。

Wenchen Zhao(2020)等做了一项前瞻性的随机对照研究。共有 154 名年龄 8 ～ 12 岁的近视儿童(等效球形度数 –1.00 ～ –6.00D)参加了这项研究。研究对象被随机分配到角膜塑形镜联合 0.01% 阿托品组(ACO,39 人),0.01%阿托品组(阿托品,42 人),角膜塑形镜组(角膜塑形,36 人)和单光框架眼镜组(对照组,37 人)。1 个月后用相干光断层扫描(OCT)测量视网膜中心凹下脉络膜厚度(SFChT),并测量眼轴(AL)。

结果发现,1 个月后对照组中心凹下脉络膜变薄,而其余三组的脉络膜都显著增厚,增厚的程度依次是:角膜塑形镜联合 0.01% 阿托品组＞单用角膜塑形镜组＞单用 0.01% 阿托品组。但组间比较,ACO 组中心凹下脉络膜厚度变化幅度大于阿托品组($P = 0.002$),而 ACO 组与角膜塑形镜组差异无统计学意义($P = 0.326$)。

1 个月后角膜塑形镜联合 0.01% 阿托品组和单独用角膜塑形镜组的眼轴未见明显变化,两组之间也无明显差异。推测眼轴无变化,可能是由于脉络膜增厚与角膜中央上皮被塑形后变薄"抵消了"。

#### 小结

看来角膜塑形镜联合低浓度阿托品比单用低浓度阿托品引起的脉络膜增厚量更大,可能对儿童近视控制有更好的效果。

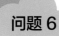

## 问题6

### 角膜塑形镜和低浓度阿托品的近视控制作用谁更好?

很多家长在问角膜塑形镜和低浓度阿托品的近视控制效果谁更好? 我们专门查阅到两篇相关文献回答这个问题。

2014年, Lin 等在一项队列研究中回顾了年龄 7～18 岁的亚裔儿童在过去 3 年配戴角膜塑形镜和使用阿托品滴眼液的情况。这些儿童近视度数 −1.50～−7.50D, 柱镜不超过 −1.50D, 屈光参差不超过 2.00D。研究者对 105 例(210 眼)配戴角膜塑形镜的儿童和 105 例(210 眼)每晚点 0.125% 阿托品的儿童进行了比较。连续随访 3 年, 研究者对比了两组的眼轴和睫状肌麻痹电脑验光结果, 如表 4-6-1。其中角膜塑形镜组停戴角膜塑形镜 3 周后再做睫状肌麻痹验光。

角膜塑形镜组每年眼轴增长 0.27～0.30mm, 阿托品组每年眼轴增长 0.36～0.38mm; 角膜塑形镜组每年近视增长 0.28～0.29D, 阿托品组每年近视增长 0.31～0.35D。角膜塑形镜组和阿托品组的散光变化都不大。

就目前发表的研究文献结果看, 以近视屈光度或眼轴增长来评价, 角膜塑形镜的近视控制效果优于 0.125% 阿托品。

表 4-6-1　角膜塑形镜组和 0.125% 阿托品组连续 3 年近视、散光、眼轴增长量比较

| 时间 / 年 | 近视进展 /D | |
| --- | --- | --- |
| | 角膜塑形镜 | 0.125% 阿托品 |
| 1 | 0.29 ± 0.31 | 0.31 ± 0.19 |
| 2 | 0.27 ± 0.24 | 0.35 ± 0.25 |
| 3 | 0.28 ± 0.31 | 0.32 ± 0.23 |
| 时间 / 年 | 散光进展 /D | |
| | 角膜塑形镜 | 0.125% 阿托品 |
| 1 | 0.08 ± 0.11 | 0.03 ± 0.02 |
| 2 | 0.08 ± 0.42 | 0.09 ± 0.12 |
| 3 | 0.12 ± 0.35 | 0.11 ± 0.16 |

续表

| 时间 / 年 | 眼轴进展 /mm | |
| :---: | :---: | :---: |
| | 角膜塑形镜 | 0.125% 阿托品 |
| 1 | 0.28 ± 0.08 | 0.38 ± 0.09 |
| 2 | 0.30 ± 0.09 | 0.37 ± 0.12 |
| 3 | 0.27 ± 0.10 | 0.36 ± 0.08 |

在 0.125% 阿托品组,基线近视度数高,眼轴增长相对慢(近视控制效果更好);基线近视度数低,眼轴增长相对快。

在角膜塑形镜组,基线近视度数高,眼轴增长相对慢(近视控制效果更好);基线近视度数低,眼轴增长相对快。

角膜塑形镜组斜率($r = 0.259$)比阿托品组($r = 0.169$)大,即高度近视者使用角膜塑形镜的近视控制效果更好。

Yong 等(2020)进行了回顾性对照研究,142 人滴 0.02% 阿托品(以下称阿托品组),247 人使用角膜塑形镜(以下称角膜塑形组),每年记录眼轴等屈光参数并连续观察 2 年。结果发现:

阿托品组治疗 1 年和 2 年后眼轴的平均变化分别为(0.30 ± 0.21)mm和(0.28 ± 0.20)mm,角膜塑形组治疗 1 年和 2 年后眼轴的平均变化分别为(0.16 ± 0.20)mm 和(0.20 ± 0.16)mm。

阿托品组和角膜塑形组 2 年后眼轴分别增长(0.58 ± 0.35)mm 和(0.36 ± 0.30)mm。

所以,角膜塑形组的眼轴增长慢于 0.02% 阿托品组,角膜塑形组近视控制效果优于低浓度阿托品组。

小结:

1. 低浓度阿托品和角膜塑形镜是目前儿童近视控制最有效的手段之一。角膜塑形镜比 0.02% 或 0.125% 浓度的阿托品的近视控制效果更好。

2. 对高度近视眼来说,无论用阿托品还是角膜塑形镜,近视控制效果都优于低度近视,这种关系在角膜塑形(镜)组更明显。

3. 按目前的研究,低浓度阿托品主要对近视屈光度控制有作用而对眼轴无明显控制作用;角膜塑形镜对眼轴有控制作用。角膜塑形镜摘镜后,患者视力能提高,近视度数会降低,不方便判断屈光度的变化,所以多数研究都以眼轴为评价指标。

### 问题 7

## 停戴角膜塑形镜后近视会反弹吗?

家长经常询问,以后如果停戴角膜塑形镜,现在"压制"的近视度数会不会又反弹回来? 如果出现这样的情况,戴角膜塑形镜控制近视的意义就不大了。

儿童屈光发育的主要相关因素是年龄。年龄越小,近视增长 / 眼轴增长越快,随着年龄增加,近视增长 / 眼轴增长速度逐渐变慢。理论上,在年龄较小、近视增长 / 眼轴增长较快的时候使用角膜塑形镜,减缓近视增长速度的意义更大;而年龄较大时,近视增长 / 眼轴增长的速度已经变慢,即使停戴角膜塑形镜,也不会出现近视快速增长的情况。这就是年龄越小,做近视控制的意义越大的原因。

针对"停戴反弹"这个问题,Cho 和 Cheung 在 DOEE(2017)做了研究(图 4-7-1)。第一组,配戴角膜塑形镜片 24 个月后停用镜片 7 个月并改配戴单焦点框架眼镜(停戴角膜塑形镜组)(阶段Ⅰ),之后再重新配戴角膜塑形镜 7 个月(阶段Ⅱ)。第二组为戴单焦点框架镜的对照组。

在最初 2 年的近视控制研究中,与戴框架眼镜的人相比,停止戴角膜塑形镜 6 个月期间的眼轴更快地增加(图 4-7-1,阶段Ⅰ中停戴角膜塑形镜组的斜率变大,表示眼轴增长变快,多增长约 0.08mm(红色线段)。恢复戴角膜塑形镜后,眼轴增长再次减慢(图 4-7-1,阶段Ⅱ中停戴角膜塑形镜组重新戴角膜塑形镜后斜率变小,表示眼轴增长又减缓了)。

即,停戴角膜塑形镜改用框架镜后,在接下来的 7 个月内,近视增长速度比一直戴框架镜者略快(7 个月内眼轴多增长约 0.08mm——对应 8 岁儿童约增长 0.12D。8 岁儿童 1mm 眼轴增长对应约 150 度近视增长)。

这项研究表明,停戴角膜塑形镜后有一定的反弹效应,但并不明显。如果停戴半年后眼轴增长加快,近视仍在进展,可以考虑继续配戴角膜塑形镜。

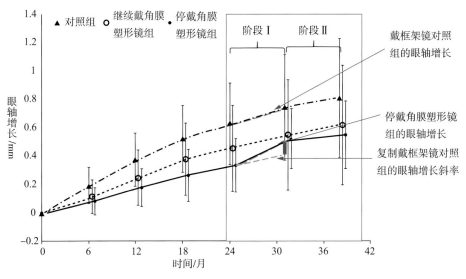

图 4-7-1 停戴角膜塑形镜后，6 个月内眼轴增长速度比框架镜对照组略快（约 0.08mm）

**小结**

配戴角膜塑形镜对儿童近视的控制率在 50% ~ 60% 间，近视控制量是远大于停戴后的反弹量的。比如对一个 8 岁儿童来说，在 2.5 年的时间内，戴 2 年角膜塑形镜抑制了 100 度的近视增长，而因为停戴又多增加了 12 度，总的来说近视控制的"性价比"还是很高的。

如果担心反弹效应，建议儿童戴角膜塑形镜直到 13 岁（女）/14 岁（男）以后，此时的屈光发育更加稳定，即使有反弹，也是可以忽略不计的。

# 第五章

# 角膜塑形镜验配相关问题

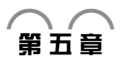

问题 1

## 戴角膜塑形镜需要预防性地使用抗生素吗?

"今天有家长说,在外院给孩子验配角膜塑形镜,医生要求在戴镜前 1 周每天滴抗生素眼药水 3 次,预防感染……"问题来了,配戴角膜塑形镜前,是否需要预防性地使用抗生素点眼?

我们曾反复讲过,没有感染是不宜用抗生素点眼的。滥用抗生素会杀灭正常的眼部菌群,破坏正常的眼表微生物环境,而且很容易导致细菌产生耐药性。而当眼睛真受到耐药性致病细菌感染的时候,就没有合适的药物来治疗了。眼睛本就是接触外界的,眼表本就有抵抗细菌等微生物感染的机制。只要按规范操作配戴角膜塑形镜,就不会引起眼睛感染。所以,戴角膜塑形镜前没有必要在正常的眼表使用抗生素,预防性使用抗生素的做法有害无益。

此外,在验配、配戴角膜塑形镜的过程中,仍然有很多不规范使用抗生素滴眼液的情况。Zhi Chen 等(2020)调查了我国角膜塑形镜验配师,对配戴者使用抗生素滴眼液的处方情况做了在线调查。共有 555 名验配师完成了调查,其中 50.5% 为视光师(非医学学位)。大约有 30% 的调查对象在开始进行角膜塑形治疗之前和 / 或之后,经常使用抗生素滴眼液作为预防性使用。41%的调查对象在没有书面说明的情况下给患者紧急使用抗生素,48.5% 的人在验配时使用抗生素湿润荧光素条做染色评估,44.9% 的人认为用抗生素治疗角膜浸润是合适的。

国内各类角膜塑形镜验配机构水平参差不齐,请家长带孩子到正规医疗机构做近视控制和验配角膜塑形镜。

**问题 2**

### 孩子的角膜塑形镜到期要更换了，一定要停戴才能验配吗？ 要停戴多久？

角膜塑形验配的原理是"量体裁衣"，我们根据角膜的形状，验配和角膜形态正好匹配的塑形镜片。而塑形以后，角膜的形态已经改变了，如果这时要验配新的角膜塑形镜，则无法从已经被塑形的角膜获得真实的角膜形态信息了。那么如果要换片，需要停戴角膜塑形镜，让角膜恢复到原来的形态再做验配吗？以下分三种情况描述。

#### 一、镜片配适良好

如果角膜完好，塑形镜配适良好，角膜地形图理想，说明角膜塑形镜的验配是成功的，如果不更换塑形镜的品牌或设计，则不需要停戴角膜塑形镜，只对原来的处方做微小的调整即可，甚至不调整。验配时，只需要把一开始验配时使用的试戴片拿出来，戴镜做评估和验光，按验光结果调整塑形镜的降幅即可确认新的镜片处方。

注意，不要用配戴者自己的"旧"镜片做戴镜验光，因为长时间戴镜后，镜片可能被角膜"反塑形"，镜片的参数可能会发生变化，不再是标签上的参数了，用"旧"镜片做戴镜验光可能会造成检查不准确的情况。所以强调一定要用试戴片，毕竟试戴片的使用频率和时间少很多，参数是稳定的。

#### 二、镜片配适良好，但需要更换镜片的品牌和设计

如果镜片配适良好，但因为各种原因需要更换镜片的品牌和设计，一般建议完全停戴镜片 3 周，待角膜恢复"原始"状态以后再重新验配。因为不同的品牌和设计对角膜的影响是有差别的。

如果是对各类角膜塑形镜品牌非常熟悉的、经验丰富的验配医生，也可以使孩子在不停戴的情况下，直接更换品牌、设计重新验配。这种做法需要配戴者未戴镜前的全部原始资料，包括验光、角膜地形图、第一次验配时试戴后和戴镜后的荧光评估图、角膜地形图等。如果缺失资料的话，也同样需要停戴镜片。

### 三、镜片配适不良

如果镜片配适不良,角膜地形图偏位,甚至有角膜上皮脱落／角膜损伤等情况,则说明镜片配适、镜片参数都是需要调整的。这时,就需要完全停戴角膜塑形镜至少 3 周,待角膜恢复"原始"状态后再重新验配。

### 小结

角膜塑形镜到期换片,如配适良好,不换品牌的话,可以直接验配新镜片;如果要更换镜片品牌,建议停戴,如验配资料齐全且验配师经验丰富,也可以直接验配;如果配适不佳,则一定要先停戴,一般需要完全停戴 3 周再做新的验配。

## 问题 3

### 角膜塑形镜配戴偏位,是家长戴镜没戴好吗?

今天有家长问:孩子配戴的角膜塑形镜发生了偏位,给孩子验配的医生表示这是家长没有给孩子戴好,戴镜手法不对,戴偏了。家长表示一直严格按照标准,用规范的摘戴镜手法给孩子操作戴镜,但反复几次都是偏位。现在验配机构提出可以更换参数,但要求家长支付换片的费用。问题来了,角膜塑形配戴偏位,是家长戴镜没戴好吗? 如果要换片,费用谁出?

角膜塑形镜偏位是验配过程中最常见的问题。我国儿童睑裂小、眼睑皮肤紧、睑压大,更加容易偏位,而且临床上还时常遇到无论如何调整都无法改善的塑形偏位案例。角膜塑形镜偏位的确会带来很多问题:镜片容易黏附角膜不活动,造成角膜损伤;日间视力差、视觉质量下降、眩光等。一般塑形后的治疗区中心偏离角膜中心 0.5mm 以内都不算偏位,也无视觉质量问题或并发症。

我们在《儿童视光 你问我答 第 1 辑》一书"角膜塑形偏位一定要处理吗?"中讲过:如果镜片偏位后配戴者无视力矫正不佳(视力≥0.8)、无视觉质量下降、角膜完好无并发症,可以继续戴镜。毕竟角膜塑形镜偏位也有同样的近视控制效果,甚至偏位的近视控制效果还略好于正位。如果治疗区中心偏离角膜中心 1mm 以上,属于明显的偏位(异常偏位),常常有视物模糊、重影的主诉,也容易发生角膜压痕、角膜损伤。所以,如果配戴者的镜片出现了偏位,并且有症状,包括:视力差(0.8 以下)、视觉质量不佳、角膜有损伤或其他并发症,这种情况下是需要调整镜片参数的。

注意,孩子初始戴镜时,有时会由于睡姿不当,如枕头直接压迫眼睑或戴眼罩睡觉造成眼睑异常压力而造成偏位,不属于镜片参数不当原因。

异常的偏位可以通过镜片参数的修改调整或更换镜片设计来解决处理。异常的偏位常常是参数不当造成的,不是"家长没戴好镜,戴偏了"。如果镜片参数不合适,怎么戴都可能会发生偏位。所以我们认为,一般情况下,角膜塑形镜异常偏位是验配方的责任,应由验配方承担换片费用成本。但如果是因为患方操作不当,比如:把镜片放置于温度过高或过低的环境中,造成了镜片变形或裂痕;"暴力"洗镜造成镜片变形或划痕等镜片参数发生变化造成偏位,或超过镜片寿命发生偏位,则应由患方承担换片费用。

延伸一下,配戴角膜塑形镜后,在正常操作使用、护理镜片的情况下,由于镜片配适不当(镜片参数不合适)而造成的角膜并发症,比如:角膜压痕、角膜上皮严重脱落、点染等情况,也应该由验配方承担换片费用。我们认为,角膜塑形镜的收费,更多地是体现在服务上,包括开具正确、合适的处方;处理可能的意外和并发症等医疗属性的服务,而不仅仅是镜片。所以,患者购买角膜塑形镜,其实是购买了镜片产品和附属的一系列医疗服务,出现各种问题而需要调整参数,也属于医疗服务。

再延伸一下,如果家长认为 A 验配点的验配技术、医疗水平高而 B 验配点的价格便宜,就在 A 验配点验配角膜塑形镜获得处方,用该处方在 B 验配点购买镜片,就会把上述的医疗服务和产品的关系打断,这样也是非常不妥的。这种情况下,如果发生问题需要换片,到底是 A 验配点还是 B 验配点负责和承担换片成本呢?

与西方发达国家不同,我国的医疗服务价格过于低廉,角膜塑形镜验配的价值主要是由医疗检查服务构成,然而价格却体现在镜片产品上,所以角膜塑形镜的验配、复查费用很便宜而镜片很昂贵。如换片费用由出具镜片处方参数的验配点承担,A 验配点肯定是不愿意的,因为换片的成本远远大于收到的检查费;B 验配点则更不会承担换片的费用,因为 B 只是提供了产品,不对验配结果负责。

所以在不同机构分别购买角膜塑形验配服务和镜片的行为,很难行得通。一旦出现问题,就会出现"三角债"相互推诿,最终损害的是孩子的眼健康。

小结

角膜塑形镜验配是包括镜片产品在内的一系列医疗服务。如果验配方验配不当需要调整参数换片时,产生的换片费用应该由验配方承担。患者在购买角膜塑形镜的医疗服务时,应该明确这些原则。验配方应该向家长强调复查的重要性,发现配适不当可及时处理。

建议家长带孩子在同一个验配机构检查、验配和购买角膜塑形镜。

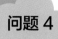

## 问题 4

### 验配角膜塑形镜后日间裸眼视力不良,要求退费是否合理?

按照近年来的研究结论,角膜塑形镜对近视眼眼轴有 40% ~ 60% 的近视控制效果,我们给孩子做角膜塑形镜验配的主要目的是近视控制,而戴角膜塑形镜后日间裸眼视力是否能达到 1.0 或更佳,受到非常多因素的影响,其中主要的两个影响因素是近视程度和角膜曲率:

#### 一、近视度数

近视度数越高,日间裸眼视力在 1.0 以上的概率会越低。有研究发现,400度以上近视者戴角膜塑形镜后,仅 60% 的儿童日间裸眼视力可达到 1.0 或以上,而且随近视度数增加,日间裸眼视力能达到 1.0 的概率逐渐下降。

这道理很简单,角膜塑形镜是对角膜塑形,即改变角膜的形状,近视度数越高,则要求对角膜的"压力"越大,而角膜被塑形的量是有限的,而且角膜也无法承担太大的"压力"。同时,"压得越多,也容易回弹越快",研究发现,高度近视者停戴角膜塑形镜后的屈光度回弹速度大于低度近视者。而且近视度数越高,越容易偏位,而偏位又会影响日间裸眼视力。

所以,近视度数越高的儿童,塑形后日间裸眼视力越难达到 1.0 以上。

#### 二、角膜曲率

角膜曲率越平的儿童,塑形后裸眼视力越难达到 1.0 或更佳。角膜塑形的原理是通过塑形让角膜变得更平坦,如果角膜本来就很平坦的话,那么让角膜进一步变平坦的空间就有限。如果角膜本就很平坦,近视度数还高的话,日间裸眼视力就难达到 1.0 了。

## 三、其他影响因素

角膜 e 值：e 值太低，塑形效果不好；

角膜厚度、角膜生物力学：角膜太"硬"，塑形效果不好；

内在散光：内在散光大，日间残余散光大，裸眼视力不佳；

瞳孔：瞳孔大容易眩光、影响视觉质量；

镜片定位：偏位会影响视力和视觉质量。

对于儿童配戴角膜塑形镜来说，家长主要关心的不应该是日间摘镜后视力是不是能达到 1.0，我们认为对角膜塑形效果的关注顺序依次是：①角膜的安全健康；②近视控制效果；③日间裸眼视力和视觉质量。

一些特殊的情况，如角膜安全健康，近视控制效果好，但是日间裸眼视力不好也是很常见和正常的。

## 小结

"验配角膜塑形镜后日间视力 1.0 就是成功的验配"是错误的理解。因此，验配师在验配前就需要和家长沟通清楚角膜塑形镜验配的原理和意义，避免出现验配后因为裸眼视力达不到预期而造成退片。虽然一些情况下无法保证角膜塑形镜配戴者的日间裸眼视力，但角膜塑形镜的近视控制效果仍然是显著的，而且是有相当多循证医学证据支持的。

## 问题 5

### 疫情期间角膜塑形镜试戴片的清洁、护理有哪些需要注意的？

新型冠状病毒感染疫情下，视光学门诊项目，包括儿童近视防控和角膜接触镜的验配也受到了相当大的影响。怎么做好 RGP 接触镜和角膜塑形镜试戴片的护理、消毒成为一个新的问题。

对于临床接触镜验配业务来说，使用诊断性或试戴镜片是验配的必需环节。试戴镜片在储存和试戴前必须消毒。疫情期间，做好试戴镜片的消毒尤其重要。

2019年，美国视光协会（American Optometric Association，AOA）采用国际标准化组织 [ISO，19979：2018（E）] 标准，制定了在临床工作中的试戴镜片清洁消毒指南，以减少和控制试戴镜片传播感染的风险。

疫情期间，我们更要注意试戴镜片的清洁、消毒。指南将角膜接触镜（隐形眼镜）试戴片分为三类进行清洁、消毒。

1. 软性隐形眼镜包括硅水凝胶和 HEMA 水凝胶隐形眼镜。

2. 硬性角膜接触镜包括 RGP 接触镜和巩膜接触镜。

3. 软硬结合隐形眼镜是由一个 RGP 接触镜中心连接到由软镜片材料制成的外部"裙"组成的"混合"材质接触镜。

以下整理了 AOA 的试戴片清洁、消毒指南要点。

## 一、清洁

指南建议所有的试戴镜片都要按照制造商的说明，每天用表面活性剂（多功能护理液）清洗。日常清洁的目的是清洁而不是消毒，可以去除隐形眼镜上的微粒、沉淀物和碎片。清洗后，注意检查试戴镜片是否有损伤或缺损，如有镜片损坏要丢弃。

## 二、消毒

消毒 RGP 接触镜、角膜塑形试戴镜，使用目前批准的用于隐形眼镜的双氧水护理液消毒。2018 年的 ISO 标准建议将镜片浸泡在 3% 的双氧水中 3 小时，然后用无菌生理盐水或多功能护理液（MPS）清洗后晾干保存。

特别注意：任何时候都禁止使用自来水，以免感染棘阿米巴原虫。

软性和软硬结合隐形眼镜也都按上述 RGP 接触镜的方式处理。

用多功能护理液（MPS）将试戴镜片储存在镜片盒中，在镜盒上标明消毒日期。如果不使用，建议每 28 天重复消毒 1 次。

此外，水凝胶软性接触镜试戴镜也可以用热消毒。按 2018 年 ISO 的标准，将镜片清洁后，用 0.9% 生理盐水浸泡并放到密封的玻璃小瓶中，134℃消毒 3 分钟，或 121℃消毒 15 分钟。

同时，也要向制造商询问试戴镜片的更换原则。制造商可提供试戴镜片可重复使用的次数和 / 或试戴镜片首次使用后的有效期。

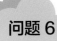

## 问题 6

### 验配大直径的角膜塑形镜有哪些需要注意的问题?

增加镜片直径是处理角膜塑形镜偏位的一个重要方法。角膜塑形镜验配中,镜片直径的处方原则是:镜片直径是角膜的 90% ～ 95%,所以,对于角膜比较大的儿童,我们常常需要增加镜片的直径来提高镜片的中心定位,避免偏位。那么大直径的角膜塑形镜有哪些特点呢?

镜片直径大,对角膜的覆盖大,塑形定位居中,比较容易获得"牛眼环"(bull eye)。但是,镜片直径做大也有一些缺点:

1. 镜片在角膜上的活动度相对变小,镜片覆盖面积大,泪液从镜片边缘进入镜片下再交换到镜片外的一整个循环链条变长,泪液交换变差。这可能会导致代谢废物、蛋白质、脱离的细胞碎屑等更容易在镜片下沉积,也意味着角膜微生物感染的风险增加。

2. 镜片覆盖度大,泪液交换少,也会导致角膜上皮重塑的效率变低,这种情况在近视度数高的角膜上表现更为明显:视力提高的过程相对比较慢,早期常见中央岛表现,随塑形时间增加,中央岛会逐渐消失。图 5-6-1 是一个 10.5mm 直径的角膜塑形试戴片在 HVID(水平可见虹膜横径)为 13mm 直径的角膜上的配适图,如不增加直径肯定会出现严重偏位的情况。图 5-6-2 是定制的 12mm 直径的角膜塑形镜在角膜上的配适图。

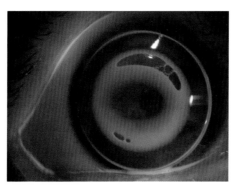

图 5-6-1　试戴镜直径 10.5mm

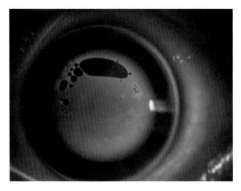

图 5-6-2　定制镜片直径 12mm

图 5-6-3 是戴 10.5mm 试戴片 20 分钟和戴 12mm 定制镜片后 1 天、7 天和 1 个月的角膜地形图,可以看到,中央岛逐渐消失。

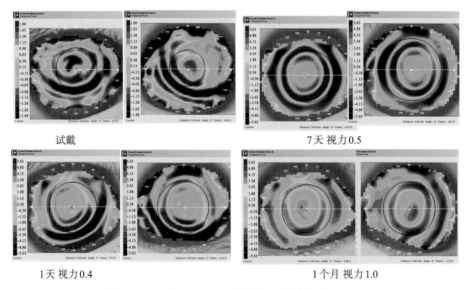

试戴

7天 视力0.5

1天 视力0.4

1个月 视力1.0

图 5-6-3　戴 10.5mm 试戴片 20 分钟和戴 12mm
定制镜片后 1 天、7 天和 1 个月的角膜地形图

3. 摘镜时,镜片对角膜的吸附力大,摘镜不当容易损坏镜片甚至损伤角膜上皮。如果用吸棒摘镜一定要强调不要吸在镜片中央,要吸在旁中央靠镜片边缘的位置,而且摘镜前一定要确认镜片活动(未与角膜黏附),否则会产生过大的吸附力,在一些极端的情况下甚至会造成在摘镜的过程中镜片碎裂。

小结

验配大直径角膜塑形镜要特别向家长交代：

1. 大直径角膜塑形镜可能会出现视力提高慢、早期有中央岛的情况,戴镜初期需要密切观察；

2. 镜片下容易积聚蛋白质、脂质等污物,要加强镜片护理；镜片护理时手法要轻柔,镜片直径大,如清洗护理手法不正确容易损坏镜片；

3. 摘镜前一定要先点一滴人工泪液使之进入镜片下,让镜片和角膜充分分离后再摘镜。

## 问题 7

### 戴角膜塑形镜会不会造成干眼?

一位家长询问：“孩子戴了一段时间的角膜塑形镜,最近感觉眼睛干涩,是否是因为戴 OK 镜造成的干眼?”

我们查阅了一些临床研究文献,暂未发现有长期配戴角膜塑形镜会造成干眼表现的循证医学证据。Jian(2016)认为过夜配戴角膜塑形镜不会影响泪液的基础分泌,但是泪膜的稳定性会下降,这主要发生在戴镜后第一周内,考虑是与角膜形态的改变(塑形)密切相关。

临床研究反而认为：长期戴软性接触镜造成的干眼患者转而配戴角膜塑形镜后能改善症状。

Gonzalo(2015)发现在硅水凝胶软性接触镜配戴者转为戴角膜塑形镜1个月后,眼表病变指数(OSDI)评分显著降低；眼干症状和结膜杯状细胞密度均得到改善；戴角膜塑形者干眼主观评分 Dry Eye Questionnaire(DEQ)和客观检查(结膜充血程度、眼红、结膜染色)都显著优于戴硅水凝胶接触镜者。

Duong K(2020)对配戴软镜并有干眼症状的患者进行了研究,发现这些患者改配戴角膜塑形镜后,3 个月检查时眼部症状有临床意义的显著改善。

配戴角膜塑形镜并不会造成明显的干眼症状,干眼的表现可能是其他原因造成,包括：

1. 环境因素：如多风、强气流、气温升高和空气干燥,长期使用空调或除湿机；

2. 用眼过度：长时间阅读、使用电脑；

3. 不合理（滥用）使用眼药水；

4. 其他因素：过敏性结膜炎、熬夜、缺乏维生素 A 等。

所以，如果孩子有干眼的表现，需要进行详细的问诊和一些具体的干眼相关检查来确认。

中华医学会眼科学分会角膜病学组提出的干眼诊断标准是：

1. 有干燥感、异物感、烧灼感、疲劳感、不适感、视力波动等主观症状之一和 BUT（泪膜破裂时间）≤5 秒或 Schirmer Ⅰ 试验（无表面麻醉）≤5mm/5min，可诊断干眼。

2. 有干燥感、异物感、烧灼感、疲劳感、不适感、视力波动等主观症状之一和 5 秒＜ BUT≤10 秒或 5mm/5min＜ Schirmer Ⅰ 试验结果（无表面麻醉）≤10 mm/5min 时，同时有角结膜荧光素染色阳性，可诊断干眼。总结为图 5-7-1。

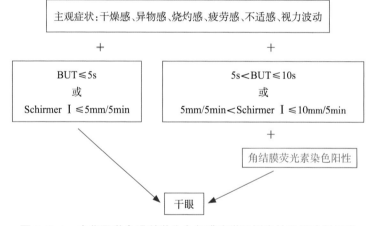

图 5-7-1　中华医学会眼科学分会角膜病学组提出的干眼诊断标准

小结

戴角膜塑形镜不会影响泪液的基础分泌，但是泪膜的稳定性会下降（与塑形过程有关），需要定期复查。目前暂无长期戴角膜塑形镜会造成明显干眼表现的循证医学证据。

儿童少见严重干眼，常见轻度的干眼，一般用人工泪液就可以有效处理症状。如果有明显干眼表现并确诊干眼，建议转诊至眼表专科医生处理。

# 参考文献

【1】 WALLACE D K, REPKA M X, Lee K A, et al. Amblyopia Preferred Practice Pattern®. Ophthalmology, 2018, 125(1): 105–142.

【2】 HOLLADAY J T. Standardizing constants for ultrasonic biometry, keratometry, and intraocular lens power calculations. J Cataract Refract Surg, 1997, 23: 1356–1370.

【3】 ROZEMA J J, ATCHISON D A, TASSIGNON M. Comparing methods to estimate the human lens power. Invest Ophthalmol Vis Sci, 2011, 52(11): 7937–7942.

【4】 ROZEMA J, DANKERT S, IRIBARREN R, et al. Axial growth and lens power loss at myopia onset in Singaporean children. Invest Ophthalmol Vis Sci, 2019, 60(8): 3091–3099.

【5】 朱梦钧, 瞿小妹, 何鲜桂, 等. 不同晶状体屈光力计算公式在儿童屈光发育档案中的应用比较. 中华眼视光学与视觉科学杂志, 2014, 16(9): 546–550.

【6】 BOYD K. Learning disabilities and vision. (2022–11–10)[2023–01–01]. https://www.aao.org/eye-health/tips-prevention/learning-disabilities-vision.

【7】 李筠萍, 贾松柏, 刘萍, 等. Icare 回弹式眼压计在先天性白内障术后患儿中的应用研究. 中南大学学报(医学版), 2015, 40(1): 72–77.

【8】 CHEN M, ZHANG L, XU J, et al. Comparability of three intraocular pressure measurement: iCare pro rebound, non-contact and Goldmann applanation tonometry in different IOP group. BMC Ophthalmol, 2019, 19(1): 225.

【9】 KATO Y, NAKAKURA S, MATSUO N, et al. Agreement among Goldmann applanation tonometer, iCare, and Icare PRO rebound tonometers; non-contact tonometer; and Tonopen XL in healthy elderly subjects. Int Ophthalmol, 2018, 38(2): 687–696.

【10】 WENG J, TSAI I L, KUO L L, et al. Intraocular pressure monitoring by rebound tonometry in children with myopia. Taiwan J Ophthalmol, 2017, 7(3): 149–154.

【11】 PORTER D. Excessive blinking in children. (2022–01–13)[2023–01–01]. https://www.aao.org/eye-health/tips-prevention/excessive-blinking-in-children.

【12】 MUTTI D O, HAYES J R, MITCHELL G L, et al. Refractive error, axial length, and relative peripheral refractive error before and after the onset of myopia. Invest Ophthalmol Vis Sci, 2007, 48: 2510–2519.

【13】 JONES–JORDAN L A, SINNOTT L T, MANNY R E, et al. Early childhood refractive error and parental history of myopia as predictors of myopia. Invest Ophthalmol Vis Sci, 2010, 51: 115–121.

【14】 MCCULLOUGH S J, O' DONOGHUE L, SAUNDERS K J. Six year refractive change among white children and young adults: evidence for significant increase in myopia among white UK children. PLoS One, 2016, 11: e0146332.

【15】 ZADNIK K, SINNOTT L T, COTTER S A, et al. Prediction of juvenileonset myopia. JAMA Ophthalmol, 2015, 133: 683–689.

【16】 JONES–JORDAN L A, SINNOTT L T, GRAHAM N D, et al. The contributions of near work and outdoor activity to the correlation between siblings in the Collaborative Longitudinal Evaluation of Ethnicity and Refractive Error (CLEERE) Study. Invest Ophthalmol Vis Sci, 2014, 55: 6333–6339.

【17】 WU L J, WANG Y X, YOU Q S, et al. Risk factors of myopic shift among primary school children in Beijing, China: a prospective study. Int J Med Sci, 2015, 12: 633–638.

【18】 IP J M, HUYNH S C, ROBAEI D, et al. Ethnic differences in refraction and ocular biometry in a population–based sample of 11–15–year–old Australian children. Eye, 2008, 22: 649–656.

【19】 MOUNTJOY E, DAVIES N M, PLOTNIKOV D, et al. Education and myopia: assessing the direction of causality by mendelian randomisation. BMJ, 2018, 361: k2022.

【20】 CHUA S Y, SABANAYAGAM C, CHEUNG Y B, et al. Age of onset of myopia predicts risk of high myopia in later childhood in myopic Singapore children. Ophthalmic Physiol Opt, 2016, 36: 388–394.

【21】 JENSEN H. Myopia in teenagers. An eight–year follow–up study on myopia progression and risk factors. Acta Ophthalmol Scand, 1995, 73: 389–393.

【22】 DONOVAN L, SANKARIDURG P, HO A, et al. Myopia progression rates in Urban children wearing single–vision spectacles. Optom Vis Sci, 2012, 89: 27–32.

【23】 BOYD K. What Is vitamin A deficiency? (2022–02–12)[2023–01–01]. https:// www. aao. org/eye–health/diseases/vitamin–deficiency.

【24】 FANG P C, CHUNG M Y, YU H J, et al. Prevention of myopia onset with 0.025% atropine in premyopic children. J Ocul Pharmacol Ther, 2010, 26: 341–345.

【25】 姜珺 . 近视管理白皮书（2019）. 中华眼视光学与视觉科学杂志, 2019, 21（3）: 161–165.

【26】 POLLING J R, TAN E, DRIESSEN S, et al. A 3-year follow-up study of atropine treatment for progressive myopia in Europeans. Eye (Lond), 2020, 34(11): 2020–2028.

【27】 LI S-M, KANG M-T, PENG X, et al. Efficacy of Chinese eye exercises on reducing accommodative lag in school-aged children: a randomized controlled trial. PLoS One, 2015, 10(3): e0117552.

【28】 KANG M-T, LI S-M, PENG X, et al. Chinese eye exercises and myopia development in school age children: a nested case-control study. Sci Rep, 2016, 22(6): 28531.

【29】 WANG H, QIAN Y, CONGDON N, et al. Effect of Chinese eye exercises on change in visual acuity and eyeglasses wear among school-aged children in rural China: a propensity-score-matched cohort study. BMC Complement Med Ther, 2020, 20(1): 82.

【30】 SHINHMAN H, GREWAL M, SIVAPRASAD S, et al. Optically improved mitochondrial function redeems aged human visual decline. J Gerontol A Biol Sci Med Sci, 2020, 75(9): e49–e52.

【31】 SIVAPATHASUNTHARAM C, SIVAPRASAD S, HOGG C, et al. Aging retinal function is improved by near infrared light (670 nm) that is associated with corrected mitochondrial decline. Neurobiol Aging, 2017, 52: 66–70.

【32】 NÚÑEZ-ÁLVAREZ C, SUÁREZ-BARRIO C, DEL OLMO AGUADO S, et al. Blue light negatively affects the survival of ARPE19 cells through an action on their mitochondria and blunted by red light. Acta Ophthalmol, 2019, 97(1): e103–e115.

【33】 陈冬红, 褚仁远, 周国民, 等 . 不同波长有色光对豚鼠眼球生长发育的影响 . 眼视光学杂志, 2003, 5（3）: 144–146.

【34】 LIU R, QIAN Y F, HE J C, et al. Effects of different monochromatic lights on refractive development and eye growth in guinea pigs. Exp Eye Res, 2011, 92(6): 447–453.

【35】 钱一峰, 戴锦晖, 刘睿, 等 . 短波长单色光对豚鼠眼屈光发育的影响 . 中国实验动物学报, 2012, 20（5）: 5–8.

【36】 WANG M, SCHAEFFEL F, JIANG B, et al. Effects of light of different spectral composition on refractive development and retinal dopamine in chicks. Invest Ophthalmol Vis Sci, 2018, 59(11): 4413–4424.

【37】 GAWNE T J, SIEGWART J T Jr, WARD A H, et al. The wavelength composition and temporal modulation of ambient lighting strongly affect refractive development in young tree shrews. Exp Eye Res, 2017, 155: 75–84.

【38】 LIU, R, HU, M, HE J C, et al. The effects of monochromatic illumination on early eye development in rhesus monkeys. Investigative opthalmology & visual science, 55(3): 1901.

【39】 GAWNE T J, WARD A H, NORTON T T. Long–wavelength (red) light produces hyperopia in juvenile and adolescent tree shrews. Vision Res, 2017, 140: 55–65.

【40】 JIANG L, ZHANG S, SCHAEFFEL F, et al. Interactions of chromatic and lens–induced defocus during visual control of eye growth in guinea pigs (Cavia porcellus). Vision Res, 2014, 94: 24–32.

【41】 MUKAMAL R. Does red light protect aging eyes? (2020–08–15)[2023–01–01]. https://www.aao.org/eye–health/news/red–light–protect–aging–eyes–rlt–pbm–near–infrared.

【42】 CHAKRABORTY R, READ S A, COLLINS M J. Diurnal variations in axial length, choroidal thickness, intraocular pressure, and ocular biometrics. Invest Ophthalmol Vis Sci, 2011, 52(8): 5121–5129.

【43】 梅颖,唐志萍.眼视光门诊视光师手册.北京:人民卫生出版社,2019.

【44】 WEI S, LI S, WANG N, et al. Safety and efficacy of low–dose atropine eyedrops for the treatment of myopia progression in Chinese children: a randomized clinical trial. JAMA Ophthalmol, 2020, 138(11): 1178–1184.

【45】 SAW S M, CHUA W H, GAZZARD G, et al. Eye growth changes in myopic children in Singapore. Br J Ophthalmol, 2005, 89(11): 1489–1494.

【46】 李凤鸣.眼科全书(下册).北京:人民卫生出版社,1996.

【47】 CHUA S Y, SABANAYAGAM C, CHEUNG Y B, et al. Age of onset of myopia predicts risk of high myopia in later childhood in myopic Singapore children. Ophthalmic Physiol Opt, 2016, 36: 388–394.

【48】 MA Y, QU X, ZHU X, et al. Age–specific prevalence of visual impairment and refractive error in children aged 3–10 years in Shanghai, China. Invest Ophthalmol Vis Sci, 2016, 57(14): 6188–6196.

【49】 MOUNTFORD J, RUSTON D, DAVE T. Oorthokeratoloy principles and practice. London: Butteruorth–Heinemann, 2004.

【50】 LIU Y M, XIE P. The safety of orthokeratology—a systematic review. Eye & contact lens, 2016, 42(1): 35–42.

【51】 VAN METER W S, MUSCH D C, JACOBS D S, et al. Safety of overnight orthokeratology for myopia: A report by the American Academy of Ophthalmology. Ophthalmology, 2008, 115: 2301–2313.

【52】 BULLIMORE M A, SINNOTT L T, JONES–JORDAN L A. The risk of microbial keratitis with overnight corneal reshaping lenses. Optom Vis Sci, 2013, 90: 937–944.

【53】 毛欣杰,黄橙赤,陈琳,等.角膜塑形术治疗近视眼安全性的探讨.中华眼科杂志,2010,46(3):209-213.

【54】 梅颖,唐志萍.视光医生门诊笔记 第 2 辑.北京:人民卫生出版社,2020.

【55】 DONOVAN L, SANKARIDURG P, HO A, et al. Myopia progression rates in urban children wearing single–vision spectacles. Review Optom Vis Sci, 2012, 89(1): 27–32.

【56】 GOSS D A, WINKLER R L. Progression of myopia in youth: age of cessation. Am J Optom Physiol Opt, 1983, 60: 651–658.

【57】 COMET Group. Myopia stabilization and associated factors among participants in the Correction of Myopia Evaluation Trial (COMET). Invest Ophthalmol Vis Sci, 2013, 54: 7871–7884.

【58】 KINOSHITA N, KONNO Y, HAMADA N, et al. Additive effects of orthokeratology and atropine 0.01% ophthalmic solution in slowing axial elongation in children with myopia: first year results. Jpn J Ophthalmol, 2018, 62(5): 544–553.

【59】 CHEN Z, HUANG S, ZHOU J, et al. Adjunctive effect of orthokeratology and low dose atropine on axial elongation in fast–progressing myopic children–A preliminary retrospective study. Cont Lens Anterior Eye, 2019, 42(4): 439–442.

【60】 ZHAO W, LI Z, HU Y, et al. Short–term effects of atropine combined with orthokeratology (ACO) on choroidal thickness. Cont Lens Anterior Eye, 2021, 44(3): 101348.

【61】 LI Z, HU Y, CUI D, et al. Change in subfoveal choroidal thickness secondary to orthokeratology and its cessation: a predictor for the change in axial length. Acta Ophthalmol. 2019, 97(3): e454–e459.

【62】 PAUNÉ J, MORALES H, ARMENGOL J, et al. Myopia control with a novel peripheral gradient soft lens and orthokeratology: a 2–year clinical trial. Biomed Res Int, 2015, 2015: 507572.

【63】LIN H J, WAN L, TSAI F J, et al. Overnight orthokeratology is comparable with atropine in controlling myopia. BMC Ophthalmol, 2014, 14: 40.

【64】LYU Y, JI N, FU A C, et al. Comparison of administration of 0.02% atropine and orthokeratology for myopia control. Eye contact lens, 2021, 47(2): 81–85.

【65】CHEN Z, JIANG J, XU J, et al. Antibiotic eye drops prescription patterns by orthokeratology practitioners in China and the development of antibiotic usage guidelines. Cont Lens Anterior Eye, 2021, 44(4): 101354.

【66】SHEKHAWAT N S, SHTEIN R M, BLACHLEY T S, et al. Antibiotic prescription fills for acute conjunctivitis among enrollees in a large United States managed care network. Ophthalmology, 2017, 124(8): 1099–1107.

【67】SINDT C, BENNETT E, SZCZOTKA–FLYNN L, et al. Technical report: guidelines for handling of multipatient contact lenses in the clinical setting. Optom Vis Sci, 2020, 97(8): 544–548.

【68】CARRACEDO G, MARTIN–GIL A, FONSECA B, et al. Effect of overnight orthokeratology on conjunctival goblet cells. Cont Lens Anterior Eye, 2016, 39(4): 266–269.

【69】LI J, DONG P, LIU H. Effect of overnight wear orthokeratology lenses on corneal shape and tears. Eye contact lens, 2018, 44(5): 304–307.

【70】DUONG K, MCGWIN G Jr, FRANKLIN Q X, et al. Treating uncomfortable contact lens wear with orthokeratology. Eye contact lens, 2021, 47(2): 74–80.

【71】SHIH Y F, CHEN C H, CHOU A C, et al. Effects of different concentrations of atropine on controlling myopia in myopic children. J Ocul Pharmacol Ther, 1999, 15(1): 85–90.

【72】XIONG F, MAO T, LIAO H, et al. Orthokeratology and low–intensity laser therapy for slowing the progression of myopia in children. Biomed Res Int, 2021, 2021: 8915867.

【73】JIANG Y, ZHU Z, TAN X, et al. Effect of repeated low–level red–light therapy for myopia control in children: a multicenter randomized controlled trial. Ophthalmology, 2022, 129(5): 509–519.

【74】《重复低强度红光照射辅助治疗儿童青少年近视专家共识（2022）》专家组.重复低强度红光照射辅助治疗儿童青少年近视专家共识（2022）.中华实验眼科杂志,2022,40（07）:599–603.

69机